U0084634

黃金女郎的塑身故事

26～62歲的美麗境界實錄

So Beauty , So Easy

權威的 · 親切的 · 輕鬆的

黃金女郎的塑身故事

26～62歲的美麗境界實錄

So Beauty, So Easy

晴易文坊

contents

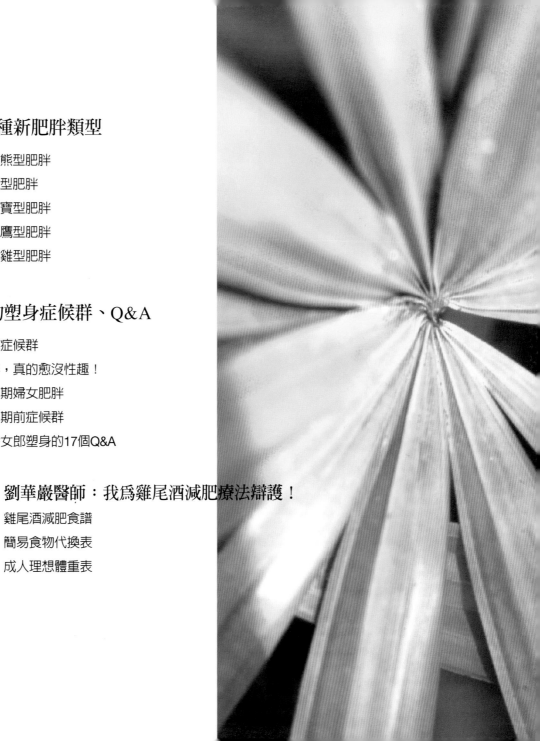

作 者 簡 介

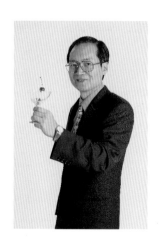

1956年　生於台灣基隆
1974年　台北市立建國中學畢業
1981年　中山醫學院畢業
1982年　中心診所婦產科住院醫師
1983年　赴美國南加州大學進修◎台北市立中興醫院外科住院醫師
1985年　台北市立婦幼醫院總醫師◎開設內湖長春診所
1986年　台北私立中華開放醫院主治醫師
1987年　台北公保門診特約主治醫師
1991年　台北私立博仁醫院特約主治醫師
1999年　台北市立忠孝醫院減肥門診合約醫師◎首創公立醫院減肥門診
2000年　台北市立婦幼綜合醫院減肥門診合約醫師
2001年　長春新世紀醫院院院長
　　　　◎創辦復胖防治特別門診及一般性肥胖、局部性肥胖、產後肥胖專業門診

現 任

屏東基督教醫院董事
恆春基督教醫院董事
路加偏遠醫療小組召集人
現代婦女基金會董事
中華民國肥胖研究學會常務理事、理事
南台灣肥胖研究中心召集人
亞洲區肥胖研究防治中心召集人
中華民國家庭醫學會會員暨專科醫師
中華民國外科醫學會會員暨專科醫師
台灣醫學會會員
台灣肥胖醫學會會員
台北醫學大學研究所
台北市醫師公會理事

自 序

選擇健康一身，肯定附贈美麗人生！

劉伯恩

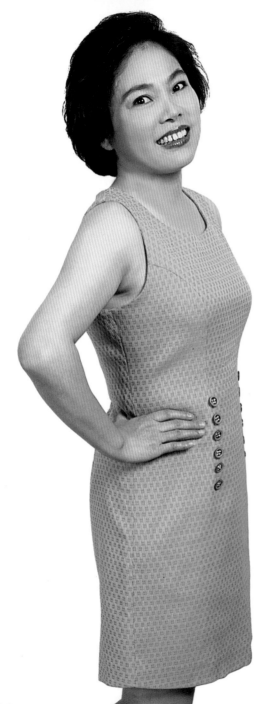

別以為游月霞的減重過程，會比別人來的順利，

其實不然，她幾乎和每一個屢次想減重

卻屢次失敗的人一樣，剛開始時懷著

半信半疑的態度「姑且一試」，又因時間不能配合，

曾中斷2次，整個過程真的是一波三折才成功的。

台灣阿霞的改變

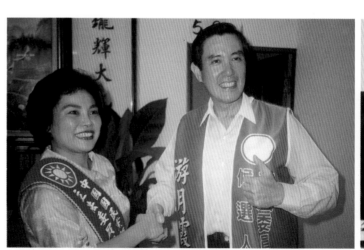

游月霞減重前可愛的模樣。（游月霞提供）

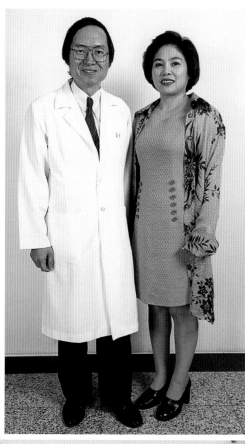

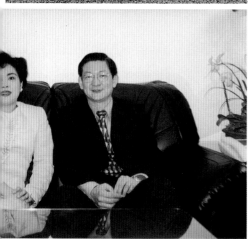

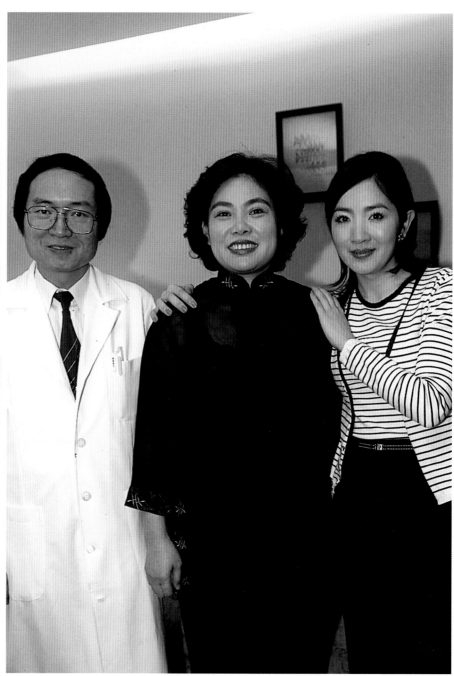

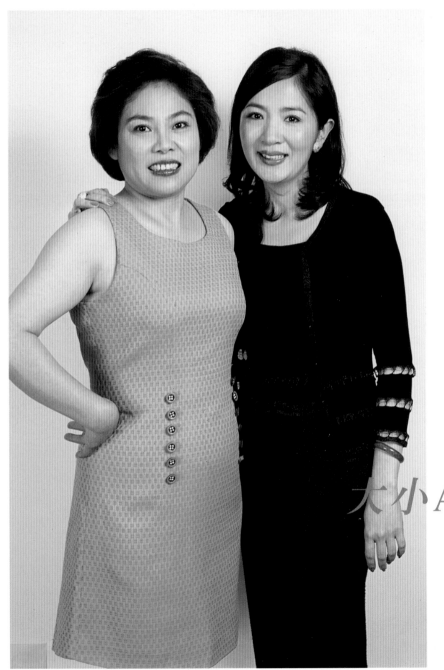

忙於問政、忙於選民服務的游月霞，

曾數度因競選連任、準備質詢稿、

春節赴美度假等原因，

中斷減重療程，

英文名字同樣叫「Amy」的何麗玲，

只要發現游月霞「太懶」了，

隨即緊迫盯人鼓勵，

大小Amy兩人併肩作戰近三個月後，

終於讓游委員「脫胎換骨」，

正式宣布減重成功。

大小Amy併肩作戰

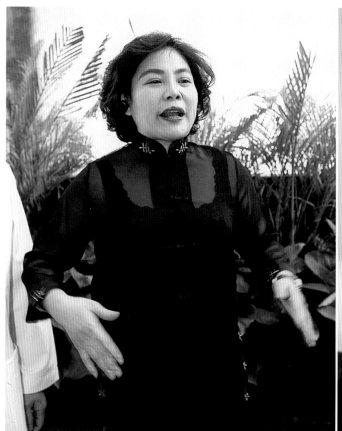

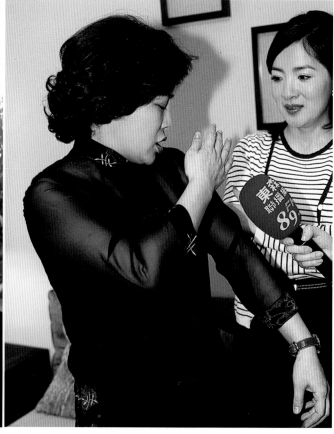

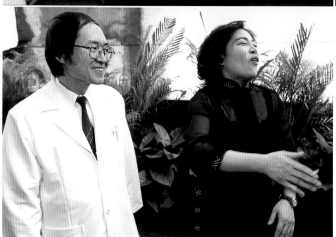

我都是這樣運動的

游月霞示範劉伯恩醫師所教的運動：

拍小腹、拍臂、拍臀部的動作。

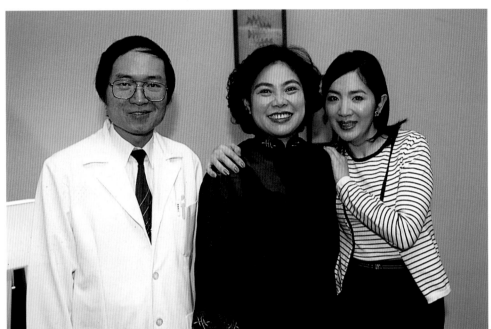

我偶而也做做LPG推脂

應媒體記者公開瘦身方法，
游月霞在眾多攝影機前
大方穿上薄紗，示範推脂動作。
游月霞不忘幽默的說：
「這可是我的第一次……推脂啦！」

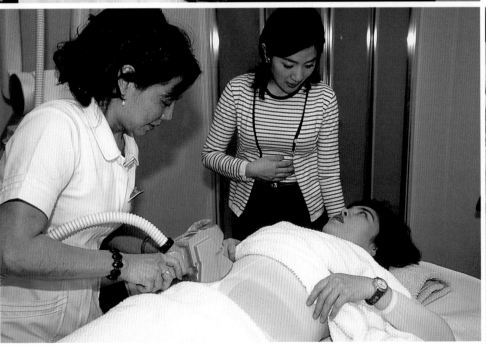

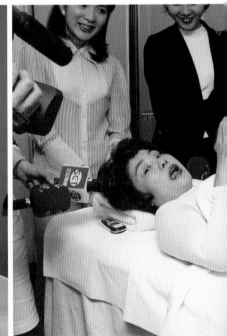

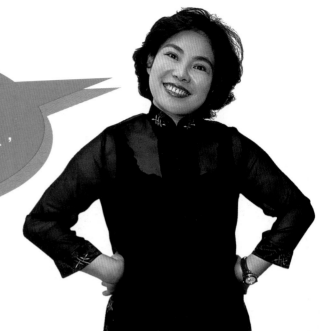

以前我總以為減肥是「不可能的任務」，現在，我相信只要有決心，台灣每一個女人，都可以為自己、為別人，成為Pretty woman。

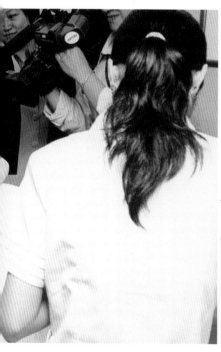

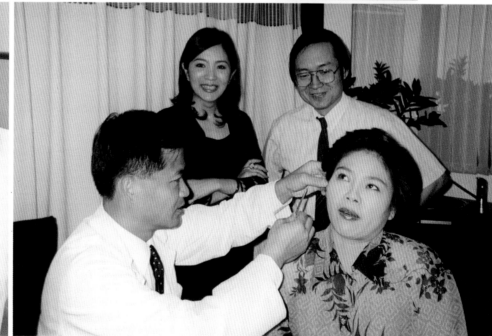

耳針定位減肥

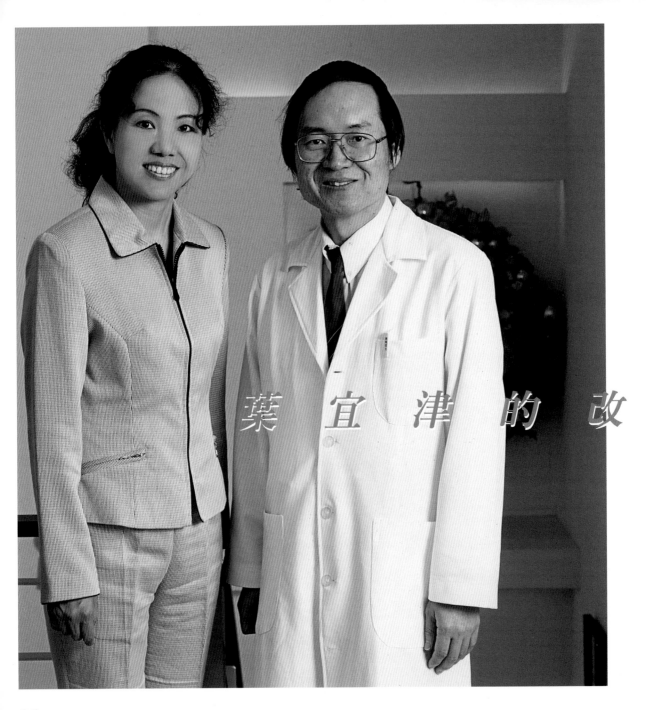

葉　宜　津　的　改　變

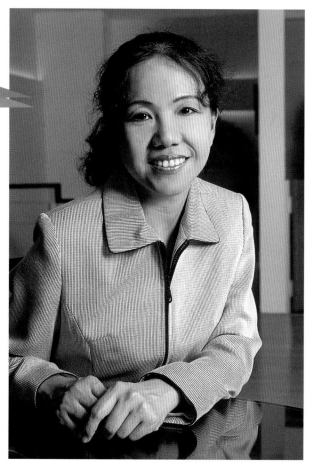

> 減重，當然健康第一。
> 不過，這次的經驗，瘦到該瘦的地方，
> 我還是覺得很神奇！

生完三胞胎，葉宜津因忙碌而體重驟降，

沒多久，不忙寶貝兒女，卻忙著競選，

別人選舉順便減肥，她卻因選舉反而胖了，

葉宜津常說她是因為「怕死」而減肥，

減肥後變成一個漂亮媽媽，則是「意外的附加價值」！

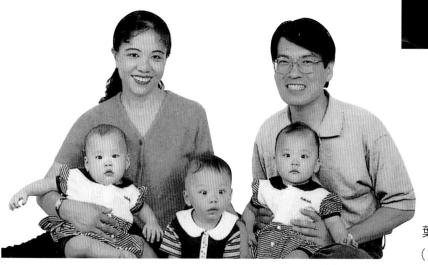

葉宜津夫婿與凱凱、雅雅、婷婷的全家福照。
（葉宜津提供）

減重者除了害怕減不下來外，

最擔心的就是「復胖」！

何麗玲36．23．34的身材已維持了近2年，

即使陪著立委黃義交掃街拜票期間，

仍能屬行飲食控制與運動，

這種毅力實在不簡單。

何 麗 玲 的 改 變

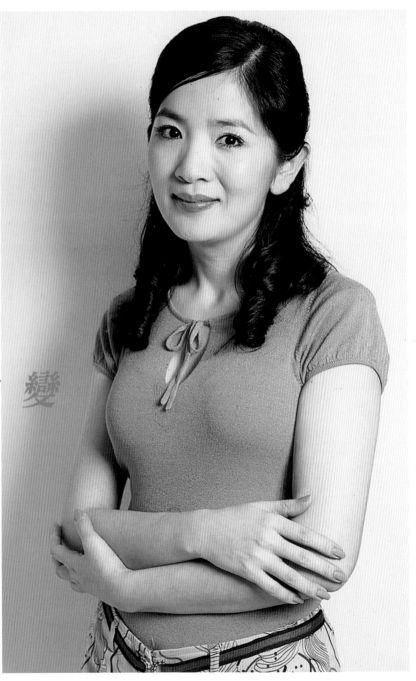

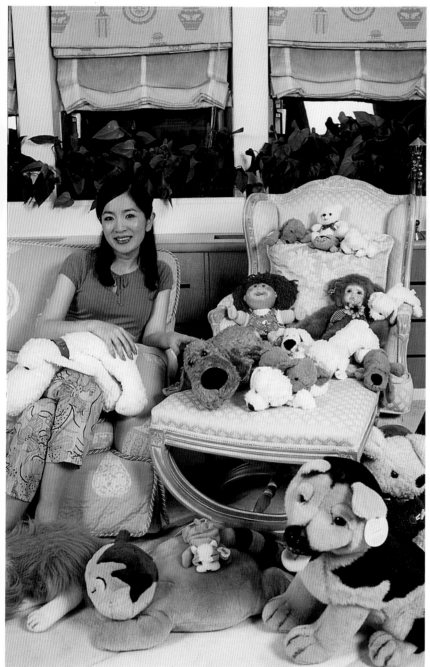

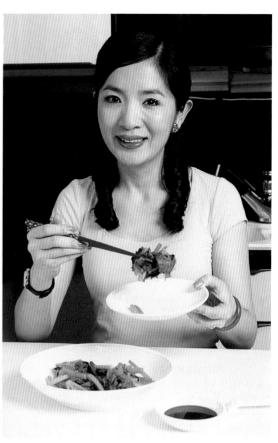

精於廚藝的何麗玲，最近二年都吃得相當清淡。

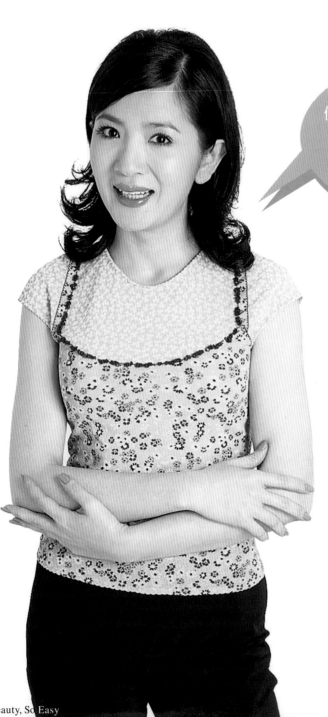

人家常說：美麗是要付出代價的，
但我更認為，一定要為健康付出代價，
每日花少少的時間、小小的代價，
好好保養自己的健康、自己的身體，
利人利己，何樂而不為？！

為 了 健 康

何麗玲為了擁有健康、保持身材，

每日再忙必定早睡早起，

而且持續運動40分鐘到1個小時，

簡單的健康操、簡單的展臂舒筋，

都讓她受益無窮。

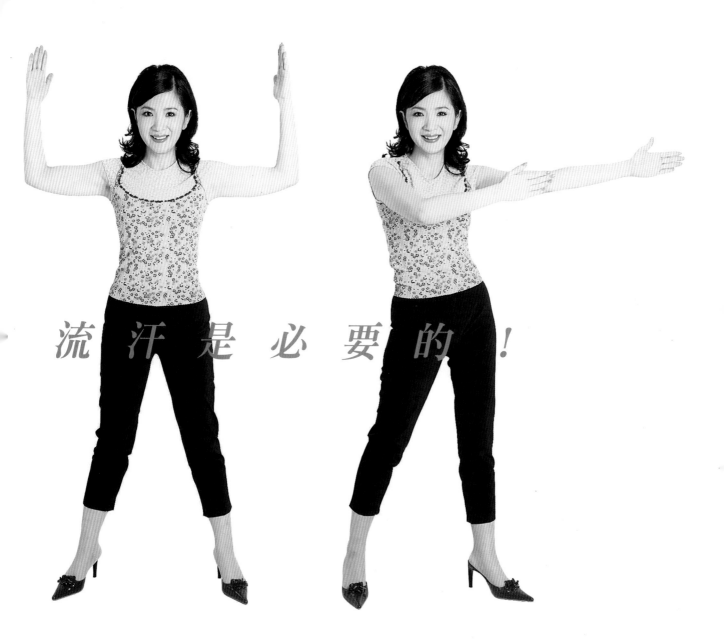

流汗 是 必 要 的！

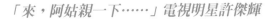

「來，阿姑親一下……」電視明星許傑輝

剛模仿「台灣阿姑」周遊時，

引起阿姑的不悅，後來周遊非但接受了，

反而以更開朗的心情多次親自表演，

這個轉變，其實是有原因的！

周 遊 的 改 變

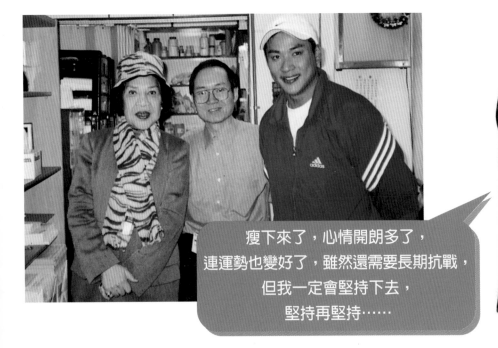

瘦下來了，心情開朗多了，
連運勢也變好了，雖然還需要長期抗戰，
但我一定會堅持下去，
堅持再堅持……

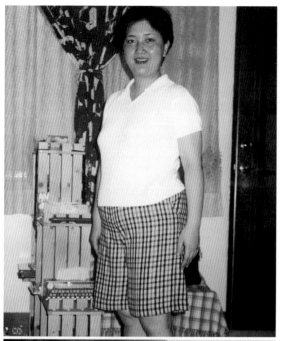

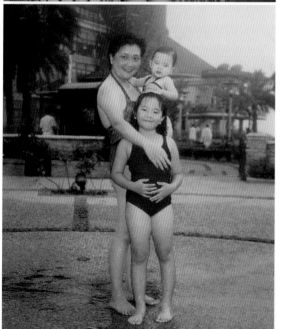

（賴惠敏提供）

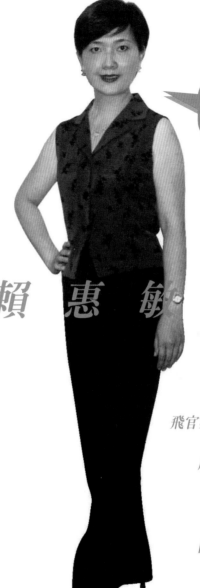

我只想說一句話：
劉醫師是我的救命恩人！

賴 惠 敏 的 改 變

產後的肥胖，讓她面對擁有

飛官身材的丈夫，整整自卑了10年，

所幸，在丈夫的支持與扶持下，

惠敏終於瘦下來了。

回憶這10年，一路的跌跌撞撞，

每一想起，她只能掉淚……

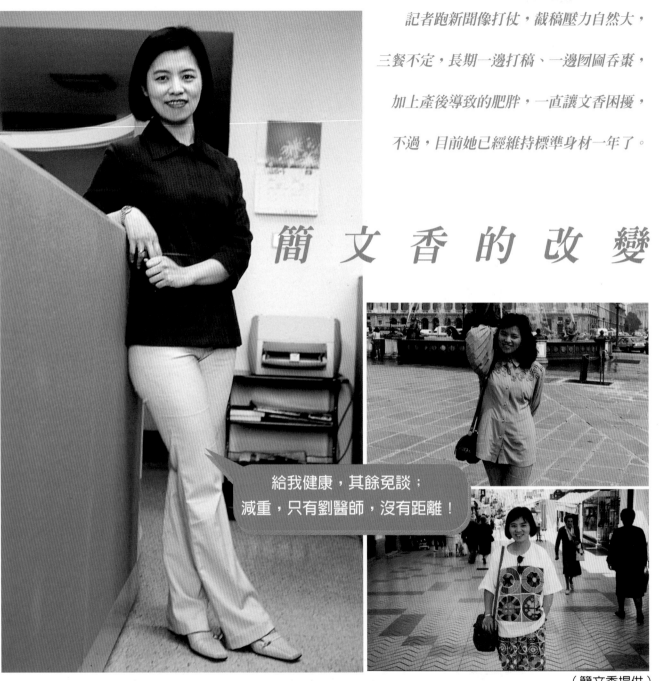

記者跑新聞像打仗，截稿壓力自然大，
三餐不定，長期一邊打稿、一邊囫圇吞棗，
加上產後導致的肥胖，一直讓文香困擾，
不過，目前她已經維持標準身材一年了。

簡 文 香 的 改 變

給我健康，其餘免談；
減重，只有劉醫師，沒有距離！

（簡文香提供）

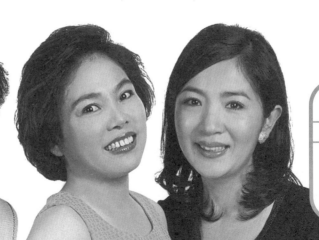

葉宜津
56Kg→52Kg
屬無尾熊型肥胖。三胞胎產後肥胖後遺症，完全不見了。

何麗玲
50Kg→45Kg
已成功減重，並維持身材不復胖近2年。

她們的故事，
她們的改變
Part 1

游月霞 63.8Kg→55Kg
屬飼料雞型肥胖。 2002年3月高高興興宣布要穿泳裝亮相、要交男朋友，4月10日在立法院露出小蠻腰展示減重成果。

別以為游月霞的減重過程，

會比別人來的順利，其實不然，

她幾乎和每一個屢次想減重

卻屢次失敗的人一樣，

剛開始時懷著半信半疑的態度「姑且一試」，

又因時間不能配合，曾中斷2次，

整個過程真的是一波三折才成功的。

游月霞

Story 1

經歷	省議員、立法委員
身高	153公分
減重前	63.8公斤
減重後	55公斤
減重週數	12週（曾中斷11週）

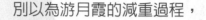

20年了，我終於再度擁有小蠻腰！

游月霞

生活形態	緊張、壓力大、不運動
飲食習慣	喝酒應酬、大吃大喝
局部肥胖	下半身、尤其是臀部、大腿、腹部
其他病症	高血壓
塑身成果	無高血壓、無雙下巴、笑容燦爛

今（2002）年4月10日，立法委員游月霞在各媒體面前，露出減重成功後的小蠻腰，看她自信滿滿、容光煥發的風采，同時開心的公開來自日本自由作家渡邊的愛慕信，讓我也覺得與有榮焉，畢竟看著病患高高興興、健健康康地減重成功，是身為減重專業醫師最快樂的事。

對於游委員，我是久仰大名了，過去幾年經常可以透過電視、報章雜誌，看到她在立法院發表政治議題，印象中，她可以高談闊論，以純真灑脫的語言、動作，詮釋枯硬的政治議題，說到激動處也可以大方的淚灑議場，雖然她自比是「台灣土雞」，但從各媒體得知，其實更多節目主持人封她為「台灣

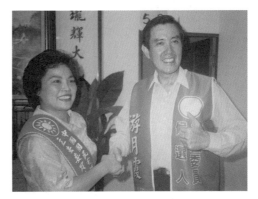

阿霞」，肯定她的問政表現與創造議題的功力。

　　不過，由於之前我從未見過她，這些鮮明的印象，一直無法親自印證，直到去（2001）年10月18日，她初次來到我的門診，我才得以見到盧山眞面目，也才眞正感受到「台灣阿霞」不同的行事風格與魅力。

游月霞 的減肥週記第 *1* 週

體重	**63.8公斤**
體脂數	**30.4%**
其他病症	高血壓
減重部份	腹部、大腿

　　2001年10月，第一次見到游委員，我的直覺是比電視上看起來瘦，但至少應該也有63、64公斤，果不其然，她一站上體重機，呈現的數字正是63.8公斤，體脂率是30.4%，以游委員153公分的身高，這個體重是胖了些，同時她也告訴我，她有高血壓的毛病，先前即有醫師建議她減重來控制高血壓，但她總是以「太忙」、「眞的沒時間」等理由，一直拖延下來。

　　促成這次問診，是更早的一次偶然機會，她與長春新世紀診所的何麗玲小姐，剛好搭乘同班飛機從台中北上，游委員遇見了何小姐，除了大誇其永遠青春美麗

的臉蛋與身材外，自然也透露自己頻頻為高血壓所苦而想減重的慾望，何小姐遂以她母親減重成功之後的案例，說明何媽媽健康減重不僅許多毛病都沒有了，身體也比以前硬朗，建議游委員下定決心減肥，因此她才來到我的門診。

游委員的肥胖類型，是屬於壓力型肥胖，下半身呈西洋梨型，贅肉都集中在肚子和大腿上，在個人新創的「黃金女郎」5種肥胖新類型裡，則屬典型的飼料雞型肥胖。

游委員第一次門診即告訴我說，她年輕的時候很瘦，才48公斤，父母、兄弟姐妹也都不胖，但自從她從政之後，應酬非常多，又喜歡大吃大喝，酒量尤其好，加上不愛運動、不喜歡流汗，體重就直線上升了。

阿霞：我曾因身材嬌小 被誤以為是小妹

她還跟我講了一段13年前的往事，她說，那個時候她只有30出頭，剛選上省議員，身材好，皮膚又白，初到省議會時，連資深議員黃玉嬌還以為她是小妹呢！

　　她回憶說，當時省議會的「南北雙嬌」之一的黃玉嬌，聲望如日中天，當然不認識她這個剛進議壇的菜鳥，有一次黃在坐位上，邊看報紙，邊與其他議員評論時政時，適巧茶杯沒水了，遠遠看見一個「小妹妹」走過來，便不加思索的吆喝幫她倒杯茶，那個「小妹妹」傻傻的只想說「敬老尊賢」，也就真的為前輩倒了一杯茶，還雙手恭敬的遞給她，由於過去黃玉嬌沒見過這樣懂禮貌、皮膚又好的「小妹」，接過茶還特別誇了一句「妳真漂亮、皮膚還這麼好……」，直到她走回自己的位置，對黃用大嗓門招呼了一聲「黃議員，我也是個議員呢！」黃玉嬌才不好意思的頻頻道歉，當然，以後她們也變成不錯的同事。

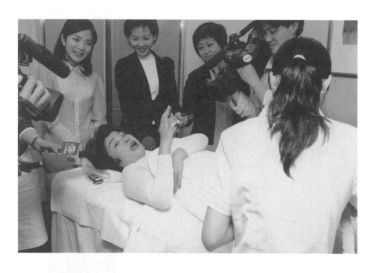

　　聽著「台灣阿霞」毫無掩飾的暢談往事，我可以充分感受到，隨著為人婦、為人母，甚至曾一度胖到70公斤，還大大方方ㄍㄨㄥ著婚紗走秀，其實，游月霞內心是真的相當懷念當時那個身材嬌小的「小妹妹」。

　　經過必要的身體檢查，在充分了解游委員的情況之後，我即針對她的肥胖類型，開立適合的處方，同時也囑咐她每天要稍微動一動，

即使做做簡單的拍手臂、拍小腹、拍臀部，都可以算是一種運動，當然，為了提升其減重的決心，我同時建議她必需配合飲食控制或吃代餐，自然可以在短期內達到減重的效果。

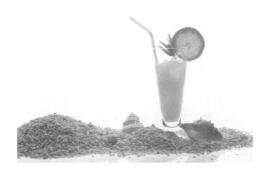

游月霞 的減肥週記第**2**週	體重	**61.1公斤（下降2.7公斤）**
	體脂數	**27.9%（下降2.5%）**
	生活習慣	照吃照喝，但食量變小
	藥物副作用	無

　　一個星期後，游委員再回來複診時，體重已下降了2.7公斤，為61.1公斤，體脂率也降了些，為27.9%，對這個小成果，她高興地叫了一聲「怎麼還會瘦？」

　　她這個反應，倒是讓我覺得納悶！原本以為以她對問政、對選民服務的細心與執著，她應該是個配合度相當高的患者，而且只要每天適當的飲食控制、適度的運動，初期一週減個2、3公斤，也不是什麼大問題，後來經細問才知道，原來她並沒有完全遵守飲食控制，有一些應酬實在推不掉，加上，剛開始的確對減重的

成效抱著懷疑的態度，所以她還是照吃、照喝，只是明顯感覺到食慾變比較差，吃一些就有飽足感了，所以，食量也就沒有像先前那麼大。

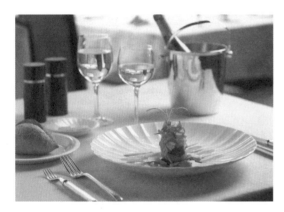

至於適度的運動，游委員很坦白的說：「啊，我忘了！」

聽了她的「告解」，我也只能笑著說，如果能真正做到飲食控制，適當運動，效果一定會更好。雖然游委員對這一週的效果，還算滿意，也真正燃起了回復美麗身材的希望，但問題還是來了……。

阿霞：薄薄的選票
　　比重重的贅肉重要的多

因為競選連任的緣故，游委員不得不暫停療程。

才剛進入減重療程的游委員，在第2週即向我坦承說，雖然她也很愛美，更想健健康康的減重，不過，身上背負的數萬選民壓力，的確比自己身上的幾斤贅肉重要的多，尤其，當時各個政黨菁英盡出，整個選局詭譎多變，天天的跑攤拜票、時時的開會固票，真的沒有多餘的時間去在意減不減重，游委員遂堅

持暫停治療。這時，她的說法
是，「一切等選上再說了！」

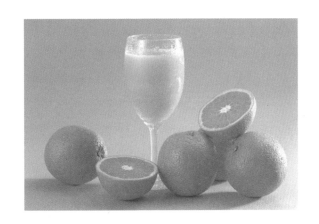

　　對游委員的心情，站在專業醫
師的立場，當然能體會並諒解，
但同時，以一個醫病關係的好朋
友，我仍建議她，可以不必爲了
身材減重，但務必要爲健康減重，雖然選舉壓力大，但無論如何也要調適心情、
紓解壓力，而且要把掃街拜票的體力消耗，成功轉化爲運動，同時適時補充維生
素、礦物質，以有效維持體力，讓選戰達到兼具減重的目的。

　　對游委員的暫停療程，個人並不意外，我想強調的觀念是，健康減重是日
常生活的事，只要大家了解自己的體質，針對自己的體質，多注意
生活小細節，其實，在任何情形、任何環境隨時都可以做
的；減重，並不是完全靠藥物治療就可以的，若無法隨
時注意飲食控制、適當運動，即使短期內瘦下來
了，不久後，一樣會復胖，而徒使自己永遠
陷在肥胖輪迴的掙扎裡。

游月霞

的減肥週記第 3 週

體重	**60.7公斤**
	（比中斷11週前下降0.4公斤）
體脂數	**29.4%**
	（比中斷11週前上升1.5%）
生活習慣	壓力稍解，還是照吃照喝
肥胖病症	高血壓減緩

選舉結束，游委員順利連任，也重新展開療程，今（2002）年2月1日，又回來複診，這個時候的體重是60.7公斤，體脂率是29.4%。游委員說，選舉時連續馬不停蹄的掃街拜票，加上競選的壓力大，那段時間，「有空」就依照醫生囑咐，適時補充維生素，也「盡量」將掃街當成運動，所以自己感覺真的瘦了幾公斤，但連任成功之後，情緒放鬆了，而且慶功宴一攤接一攤地吃，不料，體重又增加了。

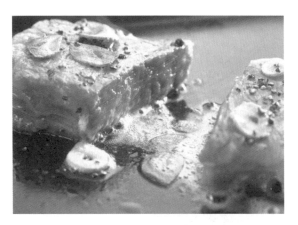

為了要回來複診，她開玩笑的說，怕砸了我的招牌，所以特別「節衣縮食」的虐待自己2、3天，才敢再回來。因此，她的確是使體重略減，但由於方法錯誤，導致體脂率不降反升。

對游委員的「苦肉計」，我只能苦笑。為強化其心理建設，我婉轉地告訴她，減重的過程裡，最重要的是健康，而不是靠意志力來虐待自己，不吃不喝只會短期瘦了身子，卻會長期垮了裡子，更嚴重的還會因併發諸多後遺症而大花銀子呢！

不過對她「怕砸了我的招牌」的善意，也確實透露出她頗為在意成果，基本上，能中斷11週，而不復胖，我當然給予最大的鼓勵。但我仍向她強調：「這只是假象！」

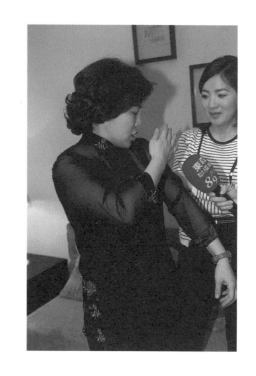

別以為游月霞的減重過程，有了初步的減重成果，從此就會順利完成。才「抽空」回來複診的游委員，不料，又給診所所有醫師，出了一道大難題⋯⋯

阿霞：劉醫師，請讓我度假減肥去！

由於二月份剛好是農曆春節，加上游委員計畫赴美度假，明知自己是個「最無法配合」的減重者，游委員略帶不好意思的告知我，可不可以暫停複診，但可以先開立一個月的處方，在這暫停門診的一個月期間，她一定會大幅改變生活作息，除了控制飲食外，也會多做運動。

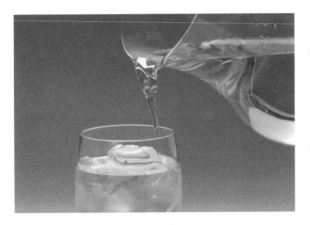

就像爲選民服務般，游委員「頭一次」信誓旦旦的給醫師承諾，以宣示「爲健康減重」的決心。

其實，我一直有個心願，就是在國內或海外，推廣所謂「**度假減重**」的觀念！

尤其是針對一般平日忙碌、精神壓力大的企業主、專業經理人，或中高層公務員，他們時常因交際應酬、過勞而忽略自己的健康，絕對有必要以度假的方式來紓解壓力。當然在度假期間，除了享受精神層面的悠閒外，實在不必又天天大吃大喝，我認爲反而可以利用這段時間，盡量安排些當地的低熱量美食，以促進新陳代謝，眞正做到爲健康而度假的目的。

這樣的度假方式，並非一定由醫師隨團，只要事前規畫完善，再加上每個人都能建立良好的觀念，「管好自己的嘴、管好自己的心」，並配合專業營養師的建議與諮商，相信一定可以獲得相當的成效。

當然，我也將這套觀念推廣給游委員，除了祝福游委員度假愉快外，並希望她能在度假的同時，享受一段兼具休閒與健康的假期。

游月霞 的減肥週記第 4 週

體重	**58.9公斤**
體脂數	**25.8%**
生活習慣	大幅改善，充滿自信笑容，雙下巴明顯小了。

3月8日，游委員又回到門診，而且是帶著自信回來複診。「破60，破60了，肯定破60……劉醫師，我都有運動，有拍肚子哦！」未進診療室前，即可聽到她興奮的喊著。

她當時的體重是58.9公斤，體脂率是25.8％，原有的雙下巴明顯的縮小了。由於有長達數年的時間，體重從未低於60公斤，興奮之餘，她摟著何麗玲小姐第一次公開表示，如果還能再瘦下去，今年4月她一定會穿泳裝亮相。

此後，游委員在問政、服務選民之餘，也開始真正地力行減重計劃，平均每

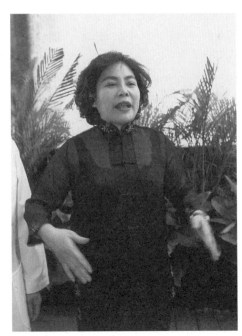

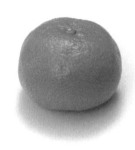

隔一個星期或10天，游委員都會回到門診，雖然距最初的體重63.8公斤，只減了4.9公斤，但據游委員說，因為過去，尤其是產後，從未有過將體重降至55公斤的念頭，如今不但自己有了自信心，甚至為鞭策自己達成目標，決定繼為「花花公子」雜誌拍攝封面後，也對外公開自己的減重過程。

游委員說，以她這麼難搞的身材，如果能夠成功塑身，除了讓自己真的重拾20年前的泳裝，迎接新的夏天、新的人生外，也可以鼓勵其他婦女朋友下定決心為健康塑身，就像她為「花花公子」拍攝封面，讓「台灣土雞」的健康形象，成功外銷全世界，並榮登紐約時報等國際媒體。

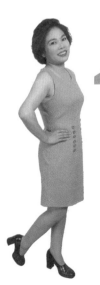

游月霞 的減肥週記第5週

體重	**57.6公斤**
體脂數	**26.5%**
原肥胖病症	高血壓沒有了
配合措施	耳針定位、低熱量代餐

3月18日她的體重是57.6公斤，體脂率是26.5%。

有了決心，有了健康的減重觀念，游月霞這週才真正進入減重關鍵療程，雖

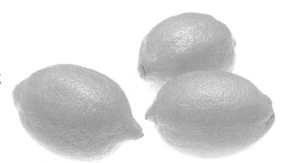

然，她急著瘦到52公斤穿泳裝亮相，但身為醫師，我卻急不得，因為我知道，任何人減重都會遇到瓶頸，而怎樣順利突破瓶頸，才是減重成功最重要的關卡。

　先前游委員的減重過程裡，除了服用處方，我一直強調要控制飲食與運動，而為了突破瓶頸期，此時我也在飲食方面，建議她配合低熱量的代餐，一天2次，並每次更換不同的口味，如橘子、檸檬、香草、海帶、排骨口味等。

　同時，由於她體質相當不錯，也由葉志偉醫師配合進行**耳針定位減肥法**。

　所謂「耳針定位法」是以西醫人體胚胎學的觀念為依歸，再參考中國傳統醫學人體自然平衡的機轉觀念，使想減輕體重的朋友，不需因嚴格控制食物，致使體力減弱，進而影響日常工作與生活。

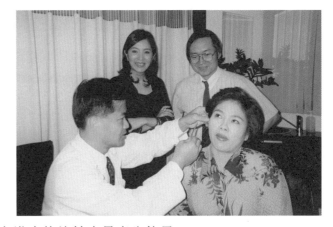

　施行耳針定位之後，能使肚子的飢餓感減少，並在進食後比較容易產生飽足感，也因為耳針定位減肥法同時能使小腸的脂肪吸收減低，及內分泌荷爾蒙自然調整，所以病人雖然食物攝取量減少，但仍維持良好的精神狀態，因此有體力與

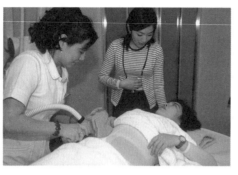

慾望進行適當的運動，繼而達到減肥塑身的目的。

另外，在時間許可的範圍內，游委員偶而也會在何麗玲小姐的推薦下，進行局部推脂，讓瘦下來的游委員肌肉曲線更健美。

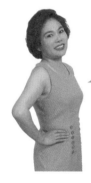

游月霞
的減肥週記第**6**週

體重	56.2公斤
體脂數	24.1%
三圍變化	40D · 33 · 39
	→ 36.5C · 25.5 · 37.5

游月霞又經過一週的塑身，於3月21日是56.2公斤，體脂率是24.1%。

多管齊下的治療，游委員的體重終於突破瓶頸，果然瘦下來了，從去年十月的63.8公斤，下降到56公斤，回來複診的當日，因媒體風聞游委員減重成功，很多記者湧入診所。而在媒體面前，游委員整個人也真的愈發光采亮麗。

更讓她高興的是，減重成功後，高血壓的毛病沒有了；親身感受健康減重的好處，因拍攝PLAYBOY國際中文版雜誌，而開啓女性政治人物躍上PLAYBOY首

例的游委員，不改其純真中略帶豪邁的驚人之語，又脫口而出：她除了想穿泳裝外，還想再交男朋友、男的知己，尋找人生第二春。

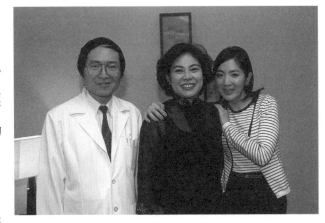

有好幾回她在面對媒體採訪時，都毫不掩飾興奮心情地說，她比以前更有信心，現在是不用打扮也很漂亮，當然可以再交男朋友了，而且她的子女也都鼓勵她再找個知心的男伴。

據我所知，瘦下來的游委員，除了更能展現自信美以外，的確收到不少愛慕者的信，甚至連日本男仕也為她著迷。而最近，則有更多的廣告商不斷邀其代言，也許，過一陣子我們就可以看到「台灣阿霞」不同層面的表現。

阿霞：我瘦了，但我還是讓人無法一手掌握！

而游委員的快樂也完全表現在她的穿著上，游委員就說，二年前她曾經買了很多衣服，但以後胖了，完全不能穿，直到最近她才又一件一件拿出來，輕輕鬆鬆就套

上去了，她並指著身上所穿的一件橘紅色洋裝說，這件洋裝，先前拉鍊根本拉不上來，現在不僅隨便一拉就拉上來了，還寬鬆了許多，背後腰間都可以再夾上一、二個夾子，以凸顯腰圍，她戲弄自己地說：「真的瘦多了！又有小鳥依人的感覺了」。

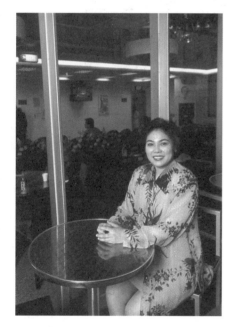

不過，為了兌現再交男朋友的豪語，她也不忘補充一句：「我的上圍雖然有一點點縮小，從原來的 D，到現在的 C，但整體身材比例卻是更為均勻。」游委員在面對媒體時，還大方地說：「雖然小了一點點，但還是讓人無法一手掌握！」

減重要成功，意志力是相當重要的，雖然游委員無法一鼓作氣減重，但其持續不斷、不輕易放棄的精神，卻是促使她減肥成功的原因，現在（2002年4月10日）游委員的身材標準極了，體重下降了，三圍也從先前的40・33・39，到現在的36.5・25.5・37.5，看著游委員完成了想瘦的心願，我真的為她高興。

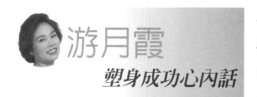

游月霞
塑身成功心內話

以前我總以為減肥是「不可能的任務」，
現在，我相信只要有決心，
台灣每一個女人，都可以為自己、為別人，
成為Pretty woman。

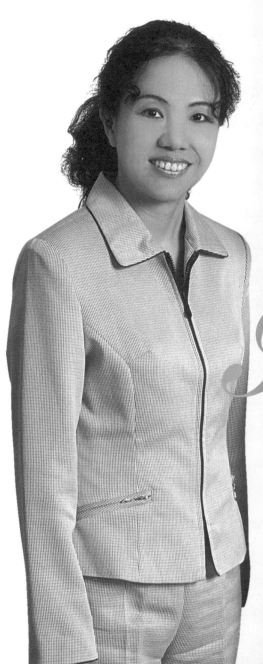

生完三胞胎，葉宜津因忙碌而體重驟降，

沒多久，不忙寶貝兒女，卻忙著競選，

別人選舉順便減肥，她卻因選舉反而胖了，

葉宜津常說她是因為「怕死」而減肥，

減肥後變成一個漂亮媽媽，則是「意外的附加價值」！

葉宜津
Story 2

經歷	省議員、立法委員
身高	163.5公分
減重前	56公斤
減重後	51.5公斤
減重週數	3週

生了三胞胎，
我依然是漂亮媽媽！

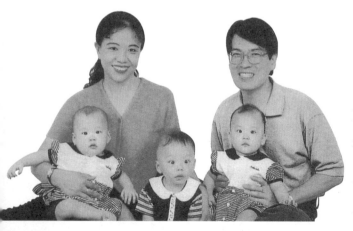

葉宜津

生活形態	愛吃、嗜睡、不運動、壓力大
飲食習慣	多脂、重口味、高熱量美食
局部肥胖	下半身，尤其是臀部
其他病症	遺傳性高血壓

在徵詢葉宜津委員的同意後，她願意與大家分享她的減重經驗。

葉委員的肥胖問題，在「黃金女郎」生活形態上是屬於無尾熊型肥胖，愛吃、嗜睡；而在身材類型則屬於西洋梨型肥胖，即下半身局部肥胖，尤其，她在生下三胞胎之後，體重多了20公斤，生產完後，剛開始也只掉了3、4公斤，當年體重是72公斤，之後因為帶小孩和工作，體重慢慢降到52公斤，以他163.5公分的身高，其實52公斤並不胖。

但去（2001）年底的立委選舉，又讓她的體重上升了。

不斷的吃，選票愈高體重愈重

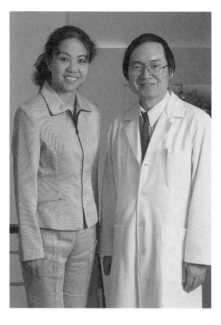

很多候選人都會說，選舉是最佳的減肥良方，一場選舉、拜票下來，體重一定會減個好幾公斤，但偏偏這種論調，完全不能套在葉委員身上，因為葉委員認為，選舉非常消耗體力，為了強化戰鬥力，就必需不停地吃，以補充營養，就好像母親懷著小Baby一般，母體必需獲得充足的養份，肚子裡的寶寶也才能健康成長，葉委員用懷孕的心情，來看待選舉。

自稱「從小就不愛運動，體育總是要補考再補考才能勉強過關」的葉委員，競選連任期間，就這麼不斷地吃、不斷補充營養，結果雖然讓葉委員在台南縣以第一高票連任立法委員，但體重卻也和選票一樣直線上升，從原本的52公斤，加速到56公斤。

同時，葉委員因患有家族遺傳性的高血壓，不每天吃藥控制，血壓即飆到150，再加上長時間開會、鮮少運動，更讓她對自己的健康狀況緊張起來，先前即有醫生建議她，因為罹患高血壓，體重必需控制在50公斤上下，所以為了健康，也為了美麗，葉委員來到我的門診。

2個星期恢復身材不是夢

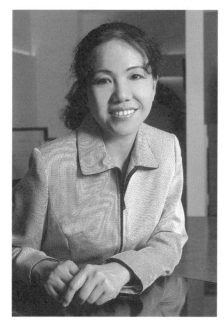

　　葉委員曾說，她不愛運動，也很愛睡覺，加上又是美食主義者，喜歡吃的東西，往往也是高熱量的食物，要瘦下來實在不容易，雖然吃的不多，但吃得很精緻，這種生活方式，當然最容易導致肥胖。經過體檢治療，葉委員的瘦身情況非常好，第一個星期就有了成效，瘦了2公斤，二個星期就減了4公斤，回復到52公斤的身材，期間也沒有任何副作用。

　　葉委員常向我說，她減得非常健康，不僅外形意外變漂亮了，體力也變好了，感覺年輕了許多。葉委員也常向她的親朋好友推薦說，我的處方很神奇，只要服用過後，胃口自然而然變小了，吃得少，不知不覺就瘦下來了。其實倒也不是神奇，主要就在於對症下藥。

瘦到該瘦的部位

　　減重前葉委員的身材是屬西洋梨型，造成這種西洋梨身材的原因，主要是因為女性荷爾蒙作用及女性的生活習慣有關，脂肪較易貯積在臀部及下半身，對已生過小

孩的女性朋友來說，因為生產骨盆腔會擴大，感覺上，下半身的比例較未生小孩之前來得大，視覺上就好像變胖了；另一個原因是產後肚皮會變得鬆弛，如果未能增加產後運動及飲食控制，脂肪就更容易貯積在肚子了。

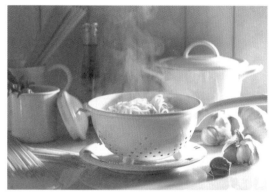

除此，葉委員偏好米飯、麵食、多油脂、口味重，也較易造成熱量攝取過多，再加上久坐的習慣，下半身能動的機會不多，也是造成脂肪貯積在下半身的原因。

這些因素，葉委員幾乎都囊括了。我是依據她的症狀，予以開立處方，自然能達到效果；而最讓她高興的是，對於這次的減重成果，老公的看法是，瘦到該瘦的地方，不該瘦的地方全都沒瘦；每每說到此，葉委員總是笑的開懷。

葉宜津直率地說，女孩子一提起減肥，難免神神秘秘的，但由於其母在48歲時即因高血壓早逝，這也讓她引以為鑑，加上醫師建議她必需保持標準體重，才能維持健康，一想起生產前血壓曾飆到180的驚險畫面，以及凱凱、婷婷、雅雅三個寶

貝的未來，所以她就毫不客氣地對老公說「我可是奉醫師之命才減肥的喲！」整個減肥過程，在全家支持下特別順利。

健康第一，並不是瘦就是美！

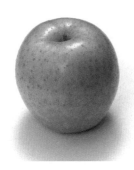

對一位政治菁英而言，形象是很重要，而減重即是造型的一部份，就像化妝是一種禮貌一般，會讓人感到愉快，葉委員減重成功之後，常常強調，她真的減的很快樂，也讓看到她的人感覺很愉快。

目前葉委員的體重約為51.5公斤，她希望的目標是47公斤，她的想法是，崇尚美食主義的她，是不會放棄任何好吃的東西，倘若吃多了，預估會再胖個1、2公斤，如此一來，體重也可以控制在50公斤以下，對健康比較不會造成影響，但我認為，以她的身材，47公斤實在太瘦了，至少也要有48公斤，這一點，我非常堅持。

葉宜津
塑身成功心內話

減重，當然健康第一。
不過，這次的經驗，
瘦到該瘦的地方，
我還是覺得很神奇！

減重者除了害怕減不下來外，

最擔心的就是「復胖」！

何麗玲36‧23‧34的身材已維持了近2年，

即使陪著立委黃義交掃街拜票期間，

仍能力行飲食控制與運動，

這種毅力實在不簡單。

何麗玲

Story 3

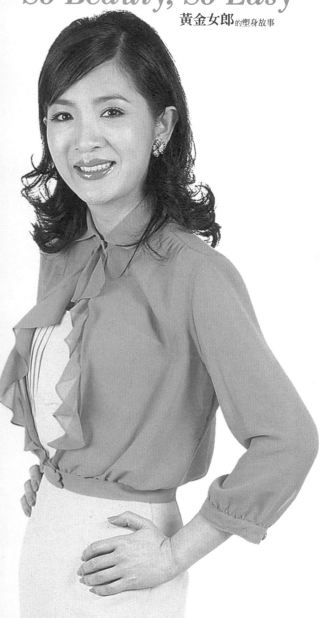

經歷	理財專家、長春新世紀診所執行長
身高	159公分
減重前	50公斤
減重後	45公斤
不復胖年數	2年

何麗玲

維持身材，叫我第一名！

何麗玲

生活形態	早睡早起、每日運動40分鐘
飲食習慣	多口味、低熱量美食、拒絕菸酒咖啡。
其他病症	無

看過何麗玲的人，幾乎都會誇上一句大美女，幾年不見的朋友們，只要再看到何小姐時，也都會驚嘆地說：「Amy怎麼都不會老，甚至比以前更年輕了！」老，這個字，在何小姐身上，似乎就像個絕緣體一般，完全起不了作用。

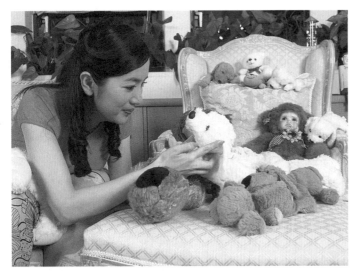

「每個人都會老，為什麼何小姐就不會呢？」這是許許多多人的疑惑，其實，她也是人，怎麼可能不會老，只是自從減肥成功之後，何小姐就特別注意身體健康，並儘量維持生活規律，作息正常；保持身體健康，讓她不僅不復胖，甚至延緩了老化的速度。

美麗是動力，毅力做助力

很多人都知道，何小姐最初是因爲帶著她母親到我的診所來減肥，她的母親不僅瘦下來，身體也更健康之後，她隨後成爲我的病人，一個月的時間，從50公斤瘦到45公斤，三圍更達到36‧23‧34的魔鬼身材，進而興起開設診所推廣健康塑身的念頭，事隔一、二年，直到現在，她都維持這樣的好身材。

可別看何小姐這位女強人，每天忙得團團轉，但對於維持身體健康，可是一點兒也不馬虎，多年來，她一直維持每天早上六點鐘起床的習慣，而且每天一定會做40分鐘到一個小時的運動，讓身體流汗，促進新陳代謝，不抽煙、不喝酒，也不喝咖啡，不吃宵夜，三餐飲食正常。

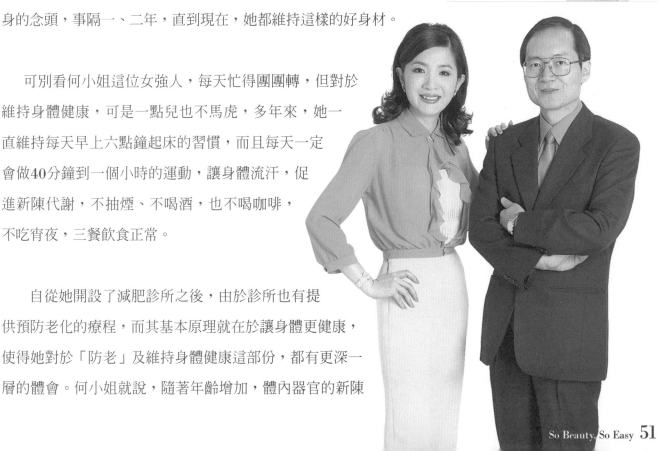

自從她開設了減肥診所之後，由於診所也有提供預防老化的療程，而其基本原理就在於讓身體更健康，使得她對於「防老」及維持身體健康這部份，都有更深一層的體會。何小姐就說，隨著年齡增加，體內器官的新陳

代謝也會有逐漸衰退的情形，這是每一個人都避免不了的，但隨著現代生物科技進步，倒是可以藉由科技來補充不足之處。

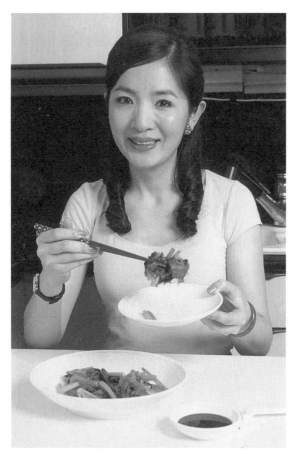

何小姐本身就嚐試了整套的預防老化療程，整個療程約3個月，主要在於補充流失的養分，因此先前的身體檢查工作便非常重要，透過抽血檢驗，她發現自己體內的食物過敏原，並有腸胃道、腎上腺功能不足、三酸肝油脂偏低等症狀，於是她聽從醫師的指示，不吃鳳梨、玉米、芝麻、竹筍、鮑魚等易造成過敏的食物，及補充HGH生長激素，等三個月之後，再做健康檢查時發現，很多毛病都沒有了。

改變不良飲食就能不復胖

除此，她也不定期做LPG脂肪雕塑，這是利用一種先進的儀器，藉由滾輪的滾動及吸力振動，對皮下脂肪組織進行運動，可以有效改善皮膚的組織，同時這個過程，也能重組皮膚的結締組織，促進血液及淋巴循環，加強體內

毒素的排除。此外，也可以促進回復體內正常的新陳代謝，將多餘的脂肪消除，並改善皮膚的膚色及緊實度，讓皮膚看起來更光滑，身材更苗條，線條也更優美。

　　何小姐是天生麗質，但後天的保養功夫，何小姐可是下得很紮實，尤其在她減重其間，除了服用處方之外，在飲食和運動方面，她都加以配合，所以她的減重效果特別好，而瘦下來之後，在保持身材方面，也謹記不復胖原則，徹底改掉不良的飲食習慣，及注意身體健康，她的美麗，也成為診所的最佳代言人，堪稱是最好的活廣告。

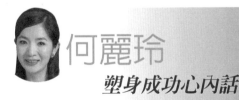

何麗玲
塑身成功心內話

人家常說：美麗是要付出代價的。
但我更認為，一定要為健康付出代價，
每日花少少的時間、小小的代價，
好好保養自己的健康、自己的身體，
利人利己，何樂而不為？！

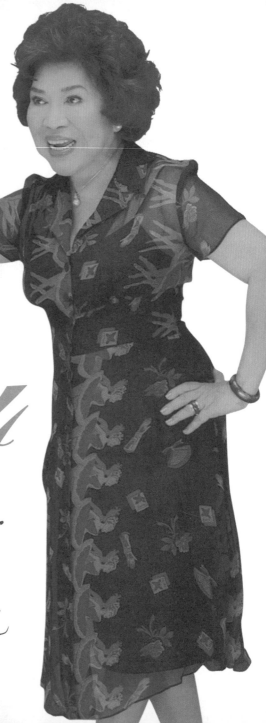

「來，阿姑親一下……」

電視明星許傑輝剛

模仿「台灣阿姑」周遊時，

引起阿姑的不悅，

後來周遊非但接受了，

反而以更開朗的心情多次親自表演，

這個轉變，其實是有原因的！

周遊

Story 4

經歷	知名製作人
身高	160公分
減重前	67.7公斤
減重後	60公斤
減重年數	1年餘（間歇性）

阿姑

周遊

台灣阿姑，勇敢長期抗戰！

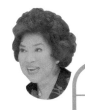

周遊

生活形態	交際應酬、不運動、壓力大
飲食習慣	喝酒應酬、高熱量美食
局部肥胖	全身
其他病症	肢端肥大症、更年期症狀

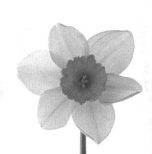

演藝圈知名製作人「台灣阿姑」周遊，也是我的病人，她的情況，是屬於一種外源性病態性肥胖，在「黃金女郎」動物類型分類上，則比較接近烏龜型肥胖，加上又已屆更年期，治療上比較複雜。

周遊本身罹患有肢端肥大症，這種疾病是屬於一種先天性的罕見疾病，30歲至40歲是發病的高峰期，主要原因是在腦子的中央下方、鼻子上方的內分泌腺體或腦垂腺長瘤，分泌過量的生長素，若在青春期前發病，也就是病人還在發育階段時，就容易出現巨人症，若已過了青春期才發病，這個時候，過量的生長素會讓脂肪細胞增加，使手腳變粗、鼻子變大、眼眶突起、兩頰變寬、嘴唇變厚、舌頭變粗，此外，身體的器官也會變大，外觀不勻襯。

間歇性療法比別人辛苦

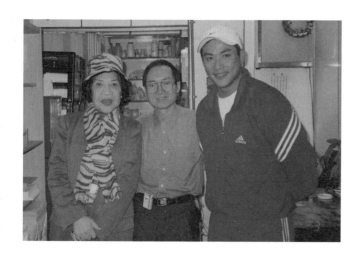

周遊來向我求診時，即已在進行腦下垂體方面的藥物治療，也因爲她的藥物治療一直在持續，所以她在進行減重計畫時，就需採用間歇性療法，即一個階段一個階段交叉進行，而不是密集性的，在治療的過程中，也必需特別注意她的荷爾蒙分泌問題，前前後後一共進行了將近一年，體重大約瘦了7、8公斤。

瘦下來之後的周遊，外觀上當然比較好看了，最讓她高興的，還是身體比較健康了，以前動不動就感冒，稍微活動一下，就覺得累，現在體力和活動力都比先前好很多。只不過，周遊本身的疾病，必需長期靠藥物來控制，在肥胖方面，也必需要有長期抗戰的心理準備，即使瘦下來了，其復胖率也會較一般人來得高，就像糖尿病、高血壓的患者一樣，要有耐心地進行長期治療。

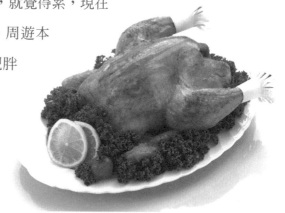

而我對周遊的最具體建議，還是她必需徹底改變飲食習慣，採用飲食療法和運動療法，才能

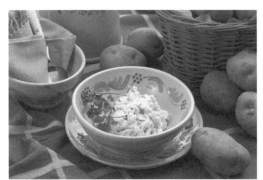

收到最好的減重效果。周遊曾經告訴過我，由於工作的關係，經常得應酬及吃大餐，像這種對身體健康沒有幫助，反而有害的飲食方式，就必需徹底的根除，如此才能降低復胖率，對身體健康也才有所助益。

贅肉去了，好運來了

周遊瘦下來之後，據其表示，在運勢上也有了明顯的改變，因為她對自己的信心增加了，而顯得四處受歡迎，她就曾說過，自從減肥成功之後，心情大為開朗，好運似乎也跟著來了，她製作的連續劇，收視率高居同時段的冠軍，又投資開設冰品店，生意好到一直忙著開分店，更絕的是，還有人要她的幸運三

圍來簽注樂透彩，周遊倒是很大方地說出，「44．38．42」，不管有沒有開出來，對一位60歲的婦女而言，這種自信心是相當難得的。

而「44．38．42」對一位60歲的婦女來說，也算得上是標準身材，最重要的是，瘦下來之後，雖然先天性的疾病還在，也持續進行藥物治療，但最起碼身體比胖的時候健康，較少感冒、較不會疲倦，當然有時間，也有活力賺更多的錢。

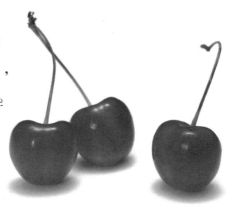

周遊
塑身成功心內話

瘦下來了，心情開朗多了，
連運勢也變好了，雖然還需要長期抗戰，
但我一定會堅持下去，堅持再堅持……

產後的肥胖，

讓她面對擁有飛官身材的丈夫，

整整自卑了10年，

所幸，在丈夫的支持與扶持下，

惠敏終於瘦下來了。

回憶這10年，一路的跌跌撞撞，

每一想起，她只能掉淚……

賴惠敏

Story 5

經歷	護士
身高	155公分
減重前	66公斤
減重後	51公斤
減重週數	12週

賴惠敏

10年減肥史，頁頁淚與累！

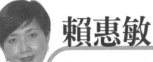

賴惠敏

生活形態	上班日夜顛倒
飲食習慣	胃口大、不挑食
局部肥胖	全身
其他病症	腎結石、荷爾蒙失調、強烈自卑感

惠敏的肥胖史，整整持續了10年，即使現在終於瘦下來了，不再自卑的她，只要一想到10年來的胖，10年來的苦，還是忍不住掉下淚來。

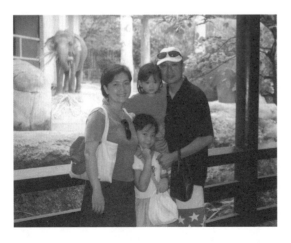

惠敏來看我的門診時，也不過是33歲，她說，她已經結婚10年了，結婚時的體重只有52、53公斤，155公分，身材還算可以，但在生了第一胎之後，做月子吃飽睡、睡飽吃，體重上升到60公斤，到了民國88年，生完第二胎之後，體重更是激增到66公斤，無論她用什麼方法，包括吃減肥餐、游泳，甚至一套4、5萬元的塑身衣，她也照樣買來穿，但結果還是一樣，身上那一圈圈的贅肉，就是怎麼樣也甩不掉。

多種典型肥胖症的案例

　　由於使用各種減肥方式，就是沒辦法瘦下來，惠敏心想，一定沒救了，只好找了一些藉口來安慰自己，片面性地認定自己的肥胖是隔代遺傳，因為爸爸、媽媽雖不胖，但是外婆和阿姨都很胖。

　　惠敏的肥胖，除了是典型的產後肥胖症，是更結合了包括無尾熊、蠶寶寶、貓頭鷹型的肥胖類型。造成產後肥胖的主要原因，就是在於懷孕時，胎盤分泌過多胰島素分解酶，降低胰島素的分泌，導致血糖過高，使得體重增加。加上，原先的護士工作作息日夜顛倒，與做月子時像無尾熊一樣慵懶，致整個情況愈來愈惡化。

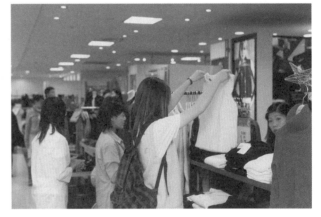

　　她在長達10年的肥胖生涯裡，她形容自己的生活就像夢魘一般，買衣服時，根本沒有挑選款式的權利，因為能穿就不錯了；有一回，一整天沒吃東西，晚上想到廚房找點食物，沒想到被媽媽看到了，媽媽劈頭就說，那麼胖了還吃，你現在才三十幾歲，就已經一輩子穿不到漂亮衣服了。

　　聽了媽媽這一句話，惠敏整顆心都碎了，她難過地當場掉下淚來，哭著說：

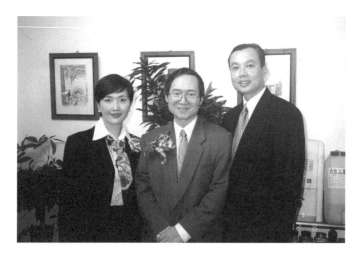

「我一整天沒有吃東西，難道只是想吃一點點也不行嗎？」「就因為我胖，就好像做什麼事都錯了嗎？」「難道我是次等人？」「難道是我願意的嗎？」自卑感開始時時刻刻籠罩在她的四周，她甚至會怪起小孩，埋怨他們，「就是因為生下你們才讓我變成這樣的。」同時，也開始疑神疑鬼了起來，老擔心先生會因為她胖，而不要她了。

幸好有個好老公

惠敏的自卑感，其實也發生在很多肥胖患者的身上，只是較幸運的是，惠敏嫁了一位好老公，一個在航空界任職，也具有飛官身材的丈夫，但他從不嫌棄惠敏的身材，反而經常幫她打聽減肥良方，只要不損及身體健康的，老公都會鼓勵她嚐試看看，甚至還常利用出國之便，到美國買減脂茶給她喝，但就是都沒有效。

有一回，惠敏腰痛得厲害，且有血尿，到醫院檢查後發現是腎結石，之後又發現有左心房肥大的症狀，由於腎結石與遺傳有關，但在確定家族當中，並沒有腎

結石的病史之後，醫師才懷疑是因為肥胖導致腎結石，即使利用震石波治療，唯因肥胖患者新陳代謝緩慢的緣故，即使治愈之後，復發率還是很高，根絕之道，最好就是減重。

「但要怎麼減呢？我已經嚐試過各種方法了，就是沒有用啊？」可能就是人與人之間的緣份吧！惠敏在電視上看到我上節目談肥胖問題，於是她抱著姑且一試的心態，打電話到電視台詢問我診所的電話、地址，從台中北上到我的診所求診，我依她告訴我的病史，予以開立處方，也告訴她必需配合飲食控制和運動，才能達到效果。

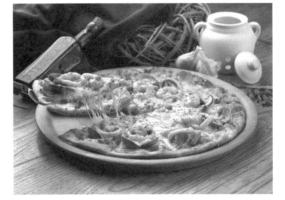

惠敏照著我的處方及叮嚀，進行各項減重計劃，在第一個星期就見到成效了，瘦了3公斤，這個「3公斤」對她來說，簡直是歷史性的一刻，她高興得都快要跳起來了，因為實在太久沒有這種瘦下去的感覺了。此後，她每二個星期，一定會從台中到台北，來我的診所看診，2個月之後，她瘦了10公斤，3個月之後，瘦了15公斤，現在她的體重是51公斤，又恢復到10年前的身材了，且去

年12月，她再前往醫院進行身體檢查時，也並木再發現腎結石及左心房肥人症的問題。

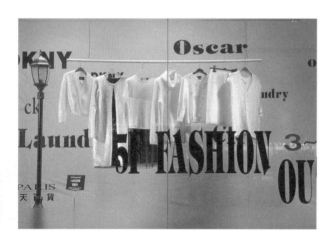

減肥唯一副作用：治裝費

惠敏對於自己可以減掉十幾公斤的贅肉，起初還不太敢相信，且懷疑是否還會再胖回來，對於已經太過寬鬆的衣服，都還不敢拿去修改，直到再過了三個月之後，她才像「夢」醒了一般，確定自己真的變瘦了，才將衣服拿去修改，或者再重新開始買新衣服，她肯定地對我說，整個減肥過程中，唯一的副作用，就是治裝費變多了。

惠敏直說，瘦下來的感覺真好，先前疑神疑鬼的自卑感全沒了，自己對自己的信心增加之後，讓她後來自己創業，做起生意來都覺得得心應手，事事順心，有人說，是她運氣變好了，惠敏倒是斬釘截鐵地說，是減肥成功，讓她有了生命的第二個契機。

其實惠敏可以減重成功，還有另一個因素就是老公的支持，這和周遊夫婦的情況頗為類似。

　　很多求診的女病人，常常都是背著老公、偷偷來減肥，惠敏則不然，每次來門診，都是老公陪她從台中北上，且一直抱著鼓勵的態度，這種精神，讓我非常感動，這也是我為什麼老是說，「減重，全家一起來」的原因，即使家人不胖，但只要在旁鼓勵，往往可以達到最好的效果。而對於先生的支持，惠敏也一直感恩在心，她現在還會對老公說：「我以前那麼胖，你怎麼還說很漂亮？」老公於是無奈地回答說：「難道我能說，你很胖、很醜嗎？」

　　為了謝謝我，惠敏還將她減重前和減重後的相片，自己掏腰包，製作成立體看板，送到內湖診所來，且每每有對我不利的指控時，惠敏也都會主動站出來要為我做見證，反而讓我非常謝謝她！

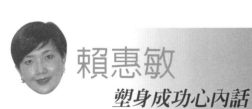

賴惠敏
塑身成功心內話

我只想說一句話：
劉醫師是我的救命恩人！

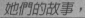

記者跑新聞像打仗，

截稿壓力自然大，三餐不定，

長期一邊打稿、一邊囫圇吞棗，

加上產後導致的肥胖，一直讓文香困擾，

不過，目前她已經維持標準身材一年了，

究竟她是如何辦到的？

簡文香

Story 6

經歷	平面媒體記者
身高	159公分
減重前	60公斤
減重後	51公斤
減重週數	12週

趕著跑新聞，
　就是趕不走肥肉！

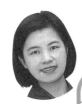

簡文香

生活形態	外食、三餐不定、壓力大
飲食習慣	消夜、高脂美食
局部肥胖	下半身
其他病症	荷爾蒙失調

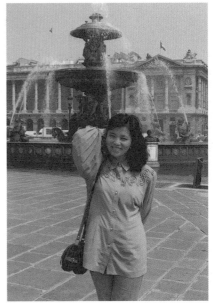

　　記者的生活是沒有假日，也鬆懈不得的，我從簡文香身上可以感受到那種壓力，文香告訴我，她從事新聞工作十餘年，每天的生活都在向新聞挑戰，她的口頭禪就是「快、快、快、快、快」，三餐不定時，也是很正常的事，當她來向我求診時，我一定再三叮嚀她，三餐絕對要按時吃。

　　文香說，她在14年前，從學校畢業時，身高159公分，體重約莫在52公斤上下，稍胖的時候是53，瘦的時候是51，不致有太大變化，雖然不是屬於纖瘦型，但衣服穿在身上，也不致太過臃腫，這樣的身材，她雖不滿意，但仍可以接受。

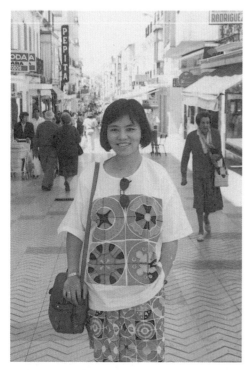

隨時Standby，壓力隨時在

　　其實，我的門診病患中，除了文香之外，也不乏其他的媒體記者，有些是主播，有些是幕後的工作人員，雖然工作範疇不一，但從他們與我交談時，我可以強烈感受到新聞工作的緊張、快速。文香就曾告訴過我，只要有哪個現場發生了新聞事件，她不管身處何方，一定要想盡辦法在最短的時間內趕到，那種機動性，就好像隨時必需處於Standby的「備戰」狀態中，就好像當醫生的，有那個病患需要緊急救援時，醫生也必需在最短的時間內準備妥當一樣，二十幾年的行醫生涯，我完全可以體會到那種緊張的壓力。

　　相對的，記者本身也因為工作實在太過緊張了，三餐要維持定時，恐怕都相當困難了，更別說定量了，文香的工作情形，還常常是一個便當或一包餅乾放在電腦旁，邊趕截稿，邊囫圇吞棗，那有多餘的時間好好吃頓飯，等到截完稿了，都已經是晚上九點、十點了，和同事吃頓消夜，也成為紓解情緒的方式。

　　不過，通常大家較不注意的是，人在情緒放鬆的時候，胃口也常常是最好的，記者截完稿，心情放鬆了，再吃頓消夜，這個時候，胃口大開，吃的量一定比較

多，如果吃完消夜回到家之後，倒頭就睡覺，要不胖都難。曾因勤跑新聞而獲得社會光明面新聞報導獎的文香，十餘年來，就在這種貓頭鷹的生活方式下，體重逐年上升，她來看診時的體重是**59.5**公斤，直逼60大關。

當然這期間，還包括她結婚生子，產後肥胖本來就是婦女極易發生的肥胖症狀，若再加上吃消夜等不良的飲食習慣，體重更是不容易下降，同時一度引發荷爾蒙失調的異常現象。

每日飲食記錄是很重要的

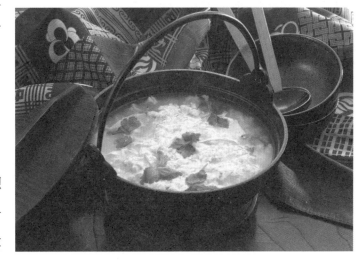

在一次的採訪中，我認識文香，她表示她想減肥，於是也成為我的病患，她的減肥經驗，令我印象深刻，她在整個療程中並不太聽話，我要她記錄每天三餐所吃下的食物和份量，但她從沒做過，原因還是太忙了，殊不知記錄飲食情形，可以讓醫生了解到每天對食物的攝取狀況，有利於飲食建議及對症下藥，甚至病患本身，在記錄自己每天所吃下的食物，待一個星期之後，再看看整星期的食量時，自己也會有所警惕地小心攝取食物，自然而然可以少吃一些

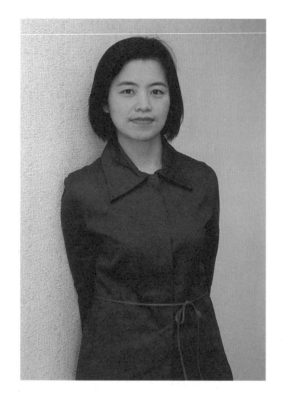

及避免吃高熱量的食物。

　　文香雖然不用功，但卻很乖地服用我開給她的處方，三餐按食服用，且每個星期一定來就診一次，每一回的體重，也都下降得很均勻，平均一個星期1公斤，二個月總共瘦了8公斤，我曾和她說，如果還能更認真一些，每天勤做飲食記錄，可能二個月不到，就可以到達理想體重了。

　　現在文香的體重是51公斤，她告訴我說，連大學時代的舊長褲都穿得下去。每次看到她，都覺得神采奕奕，整個人也變得年輕爽朗，實在看不出來她是二個小孩的媽，也實在不太能相信，她是53年次的，還有人以為她還沒結婚，要幫她介紹男朋友呢！惹得我啼笑皆非。

　　讓文香最感到快樂的，還不僅止於此，她說，以前胖的時候，為了將一圈圈的贅肉，能「塞」進衣服裡，她一年四季都會穿束衣束褲，夏天時，尤其不舒服，常常會長濕疹，但現在瘦下來之後，整個人也小了一號，以前的衣服幾乎都太寬鬆了，

根本用不著再穿束衣束褲，去年夏天，她過得舒服極了。

　　文香減重成功，已經是一年前的事了，由於堆積了十幾年的贅肉，終於消失
的無影無蹤，也讓她更珍惜這次的成果，謹守我告訴她的不復胖
原則，少吃、多運動，三餐要定時定量，即使新聞工作
再忙、再緊張，她也隨時注意控制飲食，晚上睡覺
前，邊看電視邊搖呼拉圈，成為例行工作之一，即
使一年過去了，她的體重仍維持在51、52公斤左
右，是一個健康減重成功的案例。

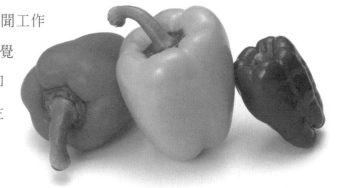

簡文香
塑身成功心內話

給我健康，其餘免談；
減重，只有劉醫師，沒有距離！

黃金女郎的
特殊案例

行醫20餘年，常碰到一些特殊案例，或是不孕症，或是洗腎，

或是器官移植的病患，這些特殊的肥胖患者，因為多半屬藥物性肥胖，

早已跳脫飲食控制、運動控制的範疇，

大部份的醫師也多不願碰觸，只會告訴病人要減肥，至於要怎麼減，

也很難提供一個最有效的辦法，對於這類病人，

我將她們比喻成「減肥界的孤兒」，在此提供幾個案例供讀者參考，

為保障當事人權益，以下案例均姑隱其名。

Story 7 某主播小姐
她，減肥後，說生男孩就生男孩！

某主播減重成功後，想再懷孕，由於已育有一女，

所以這次想生個男娃娃，在 X 、 Y 染色體與酸鹼性體質的交叉作用

提高機率下，她果真如願以償！

　　有一位很有名的主播，在這裡不便透露她的姓名，但因為她的個案實在特殊，我便以她的案例來解釋，雞尾酒減肥療法也能主導生男、生女。

　　大家心裡可能會有疑問，減肥和懷孕生男、生女，有什麼關連性？

　　就以這位主播為例：這位主播的臉比較大，生完女兒之後，身材明顯胖了起來，體型是屬於蘋果型肥胖，加上她吃東西的速度很快，且生活作息緊張，肚子餓的時候，她會在很快的時間內吞完10個水餃，這種吃法，很容易吃下很多食物而不自知，無形中就容易發胖。

減肥，也能依體質主導生男生女

　　這位主播就是在生產完之後，因為瘦不下來，所以來找我減肥，我除了囑咐她要改變飲食習慣之外，也依據她的體質，給予處方，二個月之後，她就瘦了7、8公斤，也因此我們成了好朋友，在減肥方面，這位主播若有問題，也常來向我詢問。

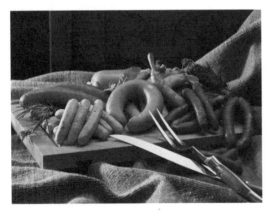

　　過了一年，這位主播又來找我減肥了，原來是那一段時間，她被排在播報夜間新聞，播完新聞之後，將消夜當成晚餐吃，吃完就回家睡覺，才一個星期，就胖了2、3公斤，為了在鏡頭前好看一些，她又來找我了，同時她也告訴我，想再生第二胎，而且最好是兒子，一男一女剛剛好。

　　知道她的心願之後，我遂將「減肥，也能決定生兒、生女」的理論告訴她。

　　我說，要生兒子，主要是男性要提供Y精蟲，而XY染色體在酸性體質當中，X的壽命比較長，但Y的速度比較快，所以如果能將體質從酸性轉變成鹼性體質，Y的成功率就比較高，Y會先進入卵子的範疇。

一舉得男，美夢成真！

一般而言，肥胖的人多是酸性體質，生女兒的機率比較高，所以如果能藉由處方，將酸性體質轉變成鹼性，自然就能增加生兒子的機率。

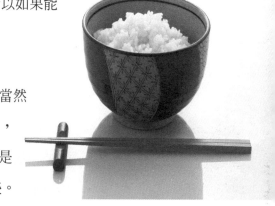

這位主播也問我，除了處方之外，在飲食上是否要控制？這是當然的囉！我們平時吃的米飯，多含有相當高的澱粉質，澱粉質一多，就容易造成酸性體質，因此在我的處方裡，有些根本不是藥，而是在調整新陳代謝率，分解澱粉，讓體質呈鹼性，也讓身體健康一些。

這位主播的體質即屬酸性，所以她在減重期間，我在處方裡，就加入改變體質的成分，而且瘦下來之後，新陳代謝好、內分泌正常，也更容易受孕。這位主播嚐試了我的方法，停藥一段時間後，她便懷了第二胎，當時我就斷定她會生兒子，果然一舉得男，高興得不得了。

產後，這位主播又來找我減肥了，又和她生第一胎的情況差不多，二個月的時間，她就輕輕鬆鬆減了7、8公斤，產假結束，重回主播台之後，呈現在電視機觀眾面前的，又像生產前般的亮麗、耀眼，也實在看不出來，她已經生了二個小孩了。

Story 8 不孕者
她，瘦下來，不孕症有喜了！

被醫師宣判為不孕症的陳小姐，體重80公斤，婚姻路相當坎坷，為了
穿白紗禮服，她減重了20公斤，不但保住了婚姻，竟然也懷孕了！

有一位病患，也是一個很特殊的案例，我也想將她瘦下來的好處，與大家分享。

不知道大家有沒有想過，很多不孕症患者，就是因為胖，才導致不孕，瘦下來
之後，連原先被醫生已判定是不孕症的患者，都有可能像奇蹟般地懷孕了，這種
「奇蹟」就發生在陳小姐身上。

腦下垂體長瘤導致不孕

陳小姐的年紀不大，二十五、六歲左右，體重達
80公斤，十七、八歲的時候，就和男朋友同居，從
來沒有避孕過，但七、八年來從未懷孕過，到醫院檢
查才發現，原來是腦下垂體長瘤，泌乳激素過高，導

致不孕，醫生也肯定地告訴她，她是位不孕症患者。

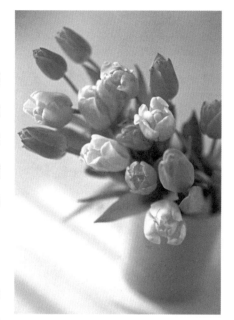

「不孕症」就像是晴天霹靂般地對她襲擊而來，原本要和男朋友結婚的計畫，在男方的父母知道她無法生育後，她的婚姻路就像舖滿碎石頭一般，顛簸難行，男朋友的父母不同意這樁婚事，即使他們小倆口還是住在一起，男友也不顧父母的反對，堅持與她廝守一生，但少了父母的祝福，一樁本是美好的姻緣，終究像有了裂痕一般，難以十全十美。

然就在小倆口「愛情至上」的論調下，他們決定不管家長的阻力，自行公證結婚。陳小姐為了讓穿上婚紗的她，看起來好看一些，決心減肥，於是來到我的診所。

泌乳激素分泌正常，自然容易受孕

在了解陳小姐的病史之後，我判定造成她不孕的原因，主要和腦下垂體機能有關，胖的人，腦下垂體不足，排卵功能就有障礙，自然比較不容易懷孕，而且容易流產；而導致流產的原因，一方面是荷爾蒙因素，另一方面則是子宮因素，子

宮會受到脂肪細胞壓迫，有時前傾，有時後傾，這也是一些內臟型肥胖的病人多會不孕的原因。

針對陳小姐的情形，我在處方內，配合添加抑止泌乳激素的藥，並每個星期追蹤檢查，了解她的瘦身情形，一個星期之後，她的體重就明顯下降了，二個月，瘦了12公斤，半年後，總共瘦了20公斤，從80公斤的體重，變成60公斤，整個人看起來輕盈多了。

最令她不可思議的事，就在她減肥成功後發生了，原本已被醫生判定是不孕症患者的她，突然間懷孕了，這個消息讓她又驚又喜，原來是瘦下來之後，她的泌乳激素正常了，自然而然就懷孕了。

當她告訴我這個好消息時，我真為她感到高興，瘦了20公斤，不僅人變漂亮了，還意外地懷了孩子，男朋友的家長也不再反對他們結婚，順利地完成終身大事，這些喜事，對陳小姐而言，豈不是「多喜臨門」嗎？我為她感到高興之外，也深深祝福她。

Story 9 洗腎病患
她，一週洗腎3次，變2次！

洗腎病患減肥，在專業技術上的確是一大挑戰，絕對不適用一般傳統的減重方法；所以定期的追蹤檢查、營養素的補充，都必需特別謹慎小心！

有位住在苗栗，年紀大約60歲的女士，體重有70幾公斤，是位洗腎病患，二年前，她第一次來找我減肥時，我還有點嚇一跳，因為洗腎病人要減肥，是非常特殊的情況。

當時她的氣色並不好，一臉病容，我問她為什麼要來減肥？她說，她的腎臟功能很差，一個星期要洗腎3次，身體不好，加上又胖，連爬個樓梯都會喘，主治醫師也建議她要減肥、控制體重，但是用了很多方法，還是瘦不下去，在朋友的介紹下，特別從苗栗到台北來減肥。

挑戰減肥專業，週週追蹤

聽她這麼一說，減肥對她而言，確實是件重要的事，但因先前我未曾有過類似的病患，因此在面對這位洗腎患者時，也特別的小心翼翼，因為體重愈重，對腎臟的負荷就愈大，對於這種洗腎患者，絕對不適用一般傳統的減重方法。

我每個星期都為她做抽血檢查，了解她身體的變化，在使用藥物處方上，也和一般的減重患者不一樣，必需特別注意種類和劑量，同時我也叮嚀她務必在飲食上特別注意，要多補充營養素，因為洗腎也會將營養素洗掉。

而在營養素的攝取方面，也要顧及到體內荷爾蒙的分泌，譬如體內會分泌一些正常的胰島素、腎上腺素，這些是自體減肥的荷爾蒙，若能增強這部份營養素的補充，給予一些有利的營養素、礦物質、減肥維他命等，就可以收到效果，所以，我特別從增加自體燃燒脂肪的作用著手。

多吃白色食物代謝好

我也建議她要多吃些白色食物，且熱量不能太高，另在蛋白質的攝取上要均衡，及多吃一些纖維素的食物。此外，我也要求她

必需做些簡單的運動，例如暖身操、走路等等，來促進身體的新陳代謝。

　　經過治療，一個半月之後，這位病患瘦了5公斤，不僅爬樓梯較不會喘了，氣色也好了很多，再經過半個月，體重共降了7公斤，氣色又較先前好了些，體內的尿毒素也下降了，最令她高興的是，原本一個星期洗腎3次，瘦下來之後，變成一星期洗2次，而每次洗完腎之後，都會有很累的感覺，現在也不會那麼嚴重了。

　　雖然這位病患，現在每個星期仍要洗腎2次，但整體的狀況都維持不錯，若體重稍有回復，她便會回來複診，做間歇性的治療，而平均每一個星期，我也會打電話給她，進行追蹤，從她第一次來減重至今，已經快二年了，她的精神狀況都很好，也沒有什麼副作用，這個病例，讓我印象非常深刻，成就感也特別大。

Story 10 器官移植病患
她，3顆腎，無法承受的重，輕了！

30歲的她，很幸運地成功移植第3顆腎，但手術後卻體重暴增30公斤，常常在診療室啜泣的她，美麗的人生差點就被肥胖擊倒……

　　這位小姐的遭遇，讓我覺得難過，她的年紀才不過三十幾歲，體重卻有80幾公斤，原來她是一位進行過腎臟移植的病患，有三顆腎，移植手術完成之後，過了二年，體重從原來的50幾公斤，激增到80幾公斤，等於二年之間，體重增加了30公斤，渾身圓滾滾的身軀，讓這位只有30歲年紀的小姐，卻有著宛如50歲的容貌。

類固醇導致肥胖

　　目前各項器官移植當中，以腎臟移植最為普遍，眼角膜其次，但任何一種器官移植，一定會使用到類固醇，而類固醇效應，就是會造成肥胖，是屬於藥物性肥胖，這位小姐，在移植手術過後，二年之間，復原的情形都很好，唯一的後遺症就是胖，而這個「胖」，不只影響到體內器官的功能，連

帶地，也嚴重威脅到她的婚姻生活。

　　這位小姐告訴我，他們夫妻本來是很恩愛的，老公在她生病期間，對她更是照顧有加，也很能體恤她的病痛，對她非常體貼，手術移植成功之後，這位小姐還非常慶幸自己是位幸運兒，可以找到合適的器官進行移植手術，她也以為她往後的幸福，會像手術前一樣。

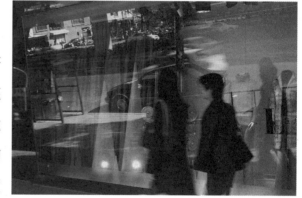

　　不過，她怎麼樣也沒想到，移植手術是成功了，但隨著藥物的副作用發酵，讓她原本皎好的臉蛋，此時像個月亮臉般地腫大，整個身體也不停地發胖，這個「胖」，又將她的人生推到谷底，先生開始嫌她太胖了，變得不太願意和她在一起，連外出都不願意帶她出門，甚至連同房也不願意……這位小姐在診療室說到傷心處時，眼淚流個不停，讓人看了不免心酸。

以天然處方長期抗戰

　　其實她又何嘗希望自己這麼胖？又何嘗不想減肥呢？她也求救於主治大夫幫她減肥，結果是這位主治醫師建議她來找我，這位小姐因此而成為我的病患。

　　我相信很多器官移植的病患，都有這種困擾，台灣有2%—3%的器官移植人

口，不管是任何一種器官移植，一定都會使用到抗排斥的藥，這些抗排斥的藥，功效在降低新陳代謝，多多少少都含有類固醇效應的成份，而類固醇效應會讓體內的脂肪細胞貯積，產生中央（軀）型肥胖，就是病患的四肢不胖，而是整個身體的中間部位都是圓滾滾的。

這位小姐就是這種中央型肥胖，肚子很大，好像懷孕一般，每次搭公車時，都有人要讓「博愛座」給她，讓她覺得又好笑、又難過。無形中，也讓她的自卑感更加嚴重，肥胖，對她的心理礙障，已大過於有形的傷害。

對於這種病患的減肥處方，不一定要用到藥物，而是需要配合心理治療，並給予天然營養素和有機營養素的補充，同時也建議她的用藥方法，必需向原來的主治醫師會診，排除一些會導致肥胖的藥物，用天然的處方來幫助她，經過與她原來的主治醫師接觸後，總算在二個月之後，讓她瘦了13公斤。

雖然她的體重還有70公斤，但已達到心理重建的目的，至少讓她感覺到「瘦了」；重新恢復信心之後，生活上自然也有所改變，最近幾次再回到診療室，她說：夫妻感情比較好了，她也不再有哭訴的鏡頭。

Part 2 黃金女郎 5種新肥胖類型

1. *無尾熊型肥胖*： 吃飽睡、睡飽吃，生活慵懶。族群有：**產後婦女、失業者、休假期的上班族。**

2. *烏龜型肥胖*： 遺傳性天生肥胖、水腫型。族群有：**家族型肥胖、小兒威利症、內分泌不平衡肥胖者。**

3. *蠶寶寶型肥胖*： 飢餓感充斥、不停吃東西、喜歡交際應酬。族群有：**交際應酬、暴食症者。**

4. *貓頭鷹型肥胖*： 日夜顛倒、熬夜加班、嗜吃消夜。族群有：**夜間工作者、失眠者、新聞工作者、演藝人員。**

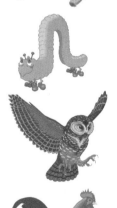

5. *飼料雞型肥胖*： 不運動、不耐熱，三餐外食、速食，嗜高熱量美食者。族群有：**都會型的上班族、單身貴族、不開伙的家庭婦女、更年期的婦女。**

一、無尾熊型肥胖

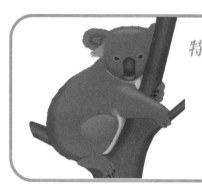

特徵

★ *吃飽睡，睡飽吃*

★ *偏食且暴飲暴食*

★ *生活慵懶，精神不濟*

★ *活動力低，能不動就不動*

　　許多肥胖者之所以會造成肥胖的原因，其實都跟她們的生活作息有密切的關係，而這些生活型態，卻跟某些動物的習性頗為類似，比如貓頭鷹，牠是夜間活動的動物，如果妳是夜間工作者，或是晝伏夜出喜歡夜生活的人，那麼妳的肥胖型態就是屬於貓頭鷹型肥胖，要對症下藥也就是從這裡開始。

　　同理，無尾熊型肥胖者，她有一些生活形態特徵可以供判別，如：吃飽睡，睡飽吃、既偏食又暴飲暴食、常時期生活慵懶，精神不濟、活動力低，能不動就不想動。

　　如果，妳發現自己符合上述的生活形態兩項以上者，那妳就是屬於「無尾熊型肥胖」。

睡的多，病的多

無尾熊型肥胖的人，因爲慵懶習性，容易產生新陳代謝緩慢，體重直線上升，而造成易胖型的體質，而導致這樣症狀的發生，又可分爲遺傳性及後天因素造成，像因某種藥物而引起的甲狀腺素過低者，或因妳長期活動力的不足而造成新陳代謝緩慢者，這樣的人不見得胃口很大，但體重卻會一直增加。

不管是遺傳或是後天因素形成「無尾熊型肥胖」，如果不及時治療改善，情形嚴重的話，則會出現高血壓、第二型糖尿病、心肌梗塞、老年痴呆症、呼吸中止症候群等病癥。

所以，千萬不能以爲過分的休息，一定有助健康，因爲，睡覺時間過長，加上生活習慣不良，無形中反而讓睡覺成爲影響健康的溫床。

針對無尾熊肥胖型的解決方式，大致可以分爲兩種：

第一種是病理型：像甲狀腺素過低者，則調整藥物的種類與數類，患者應與專業醫師就個人體質部分，進一步的對症下藥。

第二種是非病理型：應補充欠缺的營養素，如硫胺素，也就是維生素B1，綠椰菜、甘藍菜芽、米糠、全麥、燕麥、核果類的食物，這樣就可以有效改善體質。

當然，調整生活作息、均衡的飲食，與熱量攝取控制得宜，是必備的條件。而在飲食上，目前市面上有很多低脂、低熱量的健康食譜，都可以加以參考，我也設計了幾種減肥餐的食物，內容是可以配合替換的，例如蘋果減肥餐、青香蕉減肥餐中，早餐吃蘋果蛋，也可以將蘋果換成青香蕉，中餐吃香菇豆腐羹，晚餐枸杞老薑麵，也可以依個人喜好與方便更替，這樣的隨意組合不但健康、營養豐富，對食用者來說也比較能長時間接受，不再將減肥餐視為虐待自己的刑具。

無尾熊型的「產後肥胖」瘦身

會出現無尾熊肥胖的族群大概分為下列幾類：產後婦女、無工作者、家庭主婦、休假期間的青少年或上班族、嗜睡症的患者。

　　而就「黃金女郎」最關心的產後肥胖問題，分析如下：

　　「產後肥胖」一般是指，生產後3到6個月之內，無法將增加的體重減少2/3以上者，如果增加了15公斤，則產後3個月內，就應該減少10公斤以上才算正常，如果沒有達到減重的標準，就屬產後肥胖。

　　無尾熊型的產後肥胖最主要的原因，在懷孕期間行動較不便，自然產生慵懶的作息，加上荷爾蒙分泌異常，使胎盤分泌過多胰島素分解酶而降低胰島素分泌，導致血糖過高，尤其飯後血糖特別高，很有可能有第二型糖尿病的傾向。而具有家族性遺傳體質者，更應隨時注意體重的變化，如果體重沒有在正常期間恢復，將會增加脂肪與荷爾蒙分泌，屆時減重就會更形困難。

　　解決的方式，就是鼓勵產後婦女儘量餵母奶，而且要經常按摩乳頭及乳房，以刺激神經傳導，調整泌乳激素讓身體自行產生荷爾蒙，自然就可以將過多的脂肪代謝出去，同時建議產後婦女多補充鐵質、礦物質、牛奶，及多吃含有豐富維生素的紅色食物，如葡萄、紅蘿蔔，少吃消夜、少攝取一

些高鹽分、油炸及澱粉的食物。

　　對產後的黃金女郎而言，比較容易肥胖的部位在腹部、大腿，甚至在皮膚上容易產生妊娠紋，紅蘿蔔、葡萄等紅色食物，連續使用8週，應該可以有效改善皮膚與局部肥胖問題。如果再搭配每天能維持半個小時的搖呼拉圈、抬腳、伏地挺身運動，更將有助下半身窈窕體型的恢復。

胡蘿蔔汁減肥法

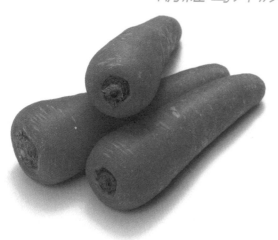

1. 將胡蘿蔔汁切成碎片放進果汁機打成果汁。
2. 將打好的胡蘿蔔汁去渣倒入盆中。
3. 將白色紗布放入胡蘿蔔汁中浸泡。
4. 在浸泡的同時，於肥胖處擦拭橄欖油並按摩至發熱。
5. 將浸泡後之紗布擰乾並敷至肥胖處。
6. 再裹上保鮮膜。

◎ 等30分鐘後即可卸下，每天早晚各一次，持續8週即可看到效果。

◎ 胡蘿蔔汁若能加熱至40度左右效果更好。

二、烏龜型肥胖

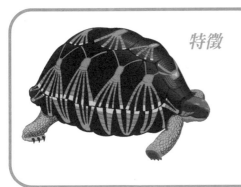

特徵

★ 天生肥胖者

★ 水腫型肥胖

★ 家庭錯誤的飲食習慣遺傳

★ 減肥的心態得過且過

★ 對自己的身材感到麻木不仁

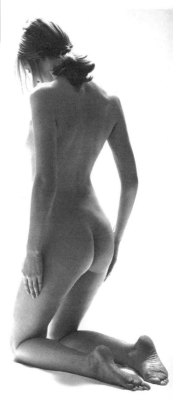

　　烏龜這樣的動物，天生就有一個又大又重的殼，這個殼並不是後天造成的，而是天生本來就這樣，而且烏龜的動作非常緩慢，因為新陳代謝低，所以牠的壽命特別常，相對於肥胖者，我們可以分為心理與身體兩類，一種是天生肥胖的，一種則是減肥心態得過且過的人。

　　如果妳發現自己可能是天生遺傳性肥胖，造成水腫型肥胖，或遺傳了家庭錯誤的飲食習慣，造成自己不但因身材而自卑，並抱著得過且過，甚至麻木不仁的心態等情形，符合上述的生活形態兩項以上者，就屬於這類烏龜型肥胖。

月經異常，自閉、憂鬱症多

烏龜型肥胖的人，容易產生月經異常，女子男化症的出現，像聲音、皮膚變粗，甚至骨架體態會比較像男生，而有多發性卵巢囊腫，同時，因為基因上會出現小兒威利症，除了有腦部缺氧的現象並產生學習障礙。烏龜型肥胖患者大多屬頑固型肥胖，這類型的人可能因過胖造成腦下垂體瘤的病變，容易不孕，更因為衍生精神上的病變，時有心理引起的自閉、憂鬱症等，嚴重的則會產生精神官能症。

所以，肥胖者的問題絕不是只有生理病變，更重要的是精神層面的副作用，就個人行醫20年的經驗，因肥胖產生自卑、憂鬱，甚至婚姻家庭破裂，而付出極大的社會成本就有不少案例，這也是我一再呼籲政府重視肥胖潛藏危機的道理！

天生肥胖者要比別人更多的毅力

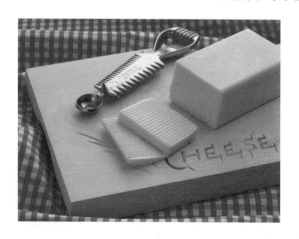

針對烏龜型的肥胖患者，解決的方式就是找出病因對症下藥，病根與肥胖往往是互為因果，惡性循環，越胖病情就愈嚴重，越嚴重就愈胖，所以在飲食控制上，建議採取低熱量飲食，如多吃蒟蒻、海帶、低脂乳酪、綠花椰菜，少甜少鹽，服用含維他命 E 、 C 及鈣質的補充，如脫脂奶粉、小魚乾。

早餐：檸檬蒟蒻	蒟蒻有飽食感，且不被身體吸收產生熱量。
中餐：甜椒花椰菜	花椰菜有豐富的營養，且含有大量的纖維。
晚餐：蔬菜鍋	藉由大量的纖維攝取，既達到減重的目的，也可以幫助排便。

天生肥胖的人，可能需要比別人付出更多的毅力，持之以恆，才能達到減重的目的，茲提供一套蒟蒻減肥餐供讀者參考：（如上表）

另外，烏龜型的肥胖者，另一項特色，就是愛吃甜食，尤其，在減重期間常因為經不起甜食的誘惑而前功盡棄。吃甜食的確對減重有相當大的影響，因為甜食含有大量的澱粉，澱粉在人體中消化速度快，讓人很快就會有飢餓感，所以建議儘量多吃蛋白質來取代，例如多吃白肉、魚肉、雞肉等，如果還是很想吃甜食的話，可以泡小蘇打水來降低對食物的慾望。

對黃金女郎而言，烏龜型的肥胖，大部分會屬於中軀型的肥胖，四肢反而較不會胖，要消除集中在中軀的贅肉，除了配合飲食與適當的運動外，利用固定穴道

按摩法也可以達到效果。

　　其實，這種方式作法很簡單，只要準備一片刮痧的器具，隨時隨地有空就可以按摩，連續按摩3週就可以有效改善中軀型肥胖的問題。

固定穴道按摩法

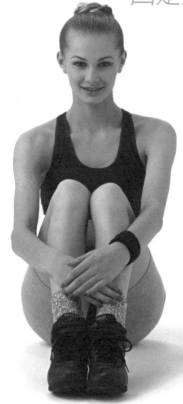

1. 準備刮痧用具一組。
2. 於飯前1個小時施予按摩，按摩穴道處為：
   （1）　兩邊耳垂中心，以固點施壓的方法按摩20～30分鐘。
   （2）　拇指與食指間之虎口，以固點施壓的方法按摩20～30分鐘。
   （3）　於膝蓋至腳踝之間的小腿外側，塗上少許橄欖油，
   　　　　以刮痧用具由上而下按摩20～30分鐘。

◎每天早晚各一次，持續3週即可看到效果。

三、蠶寶寶型肥胖

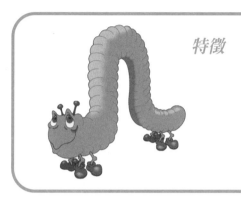

特徵

★ 飢餓感充斥，沒有飽的感覺

★ 無意識的吃東西，嘴巴停不下來

★ 喜歡邊看電視邊吃東西

★ 靠吃來抒發情緒

★ 喜歡交際應酬者

　　蠶寶寶這種動物，其實大家都非常熟悉，牠是蛾的幼蟲，當牠在蛻變成蛹之前，牠會不停的吃桑葉，來儲存蛻變的能量，這樣的狀況，相對於肥胖者來說，就是一直不停的吃東西而導致肥胖的人。

　　這類型呈現幾種生活形態的特徵，例如飢餓感十足，似乎永遠沒有飽的感覺、喜歡無意識或邊看電視邊吃東西、靠吃來尋求慰藉或抒發情緒、喜歡或被迫時常交際應酬的人，如果妳發現自己符合上述生活形態兩項以上者，妳就屬於蠶寶寶型肥胖。

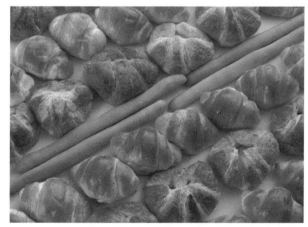

　　而**蠶寶寶**型肥胖會對身體產生什麼影響？這類型大

多有快速肥胖的現象，短時間內體重直線上升，外觀上容易產生肥胖紋，會出現月經異常、停經的異象，嚴重者也有產生第二型糖尿病的案例。

此外，這類型的人跟腦下垂體功能異常，及下視丘飽食中樞異常有關，或跟不當的飲食行為，而導致末稍型大胃口，剛開始的時候，可能胃口不是很大，但經常吃的過多，變成消化系統如胃腸道的膨脹，造成必需吃得很多才會有飽足感。

漸進式的少量多餐

如果妳時常感覺自己吃不飽，建議妳可以去醫院做腦波斷層掃瞄，或做荷爾蒙分析檢驗，然後在飲食方面以漸進的方式矯正，剛開始在食物量的方面以9折，然後8.5折，8折……的方式，慢慢做到減量的程度。

所以，在食材的設計上，建議多攝取高濃度的膳食纖維，以防止宿便，做到腸胃道毒素的剷除，同時兼有治療的作用；而腦下垂體異常者，則多補充胺基酸、維他命B6，所以多吃芹菜、蘆筍、大麥草、乳酸菌等。

針對這類大胃王，個人並設計了一份減肥餐供讀者參考：

早餐：蛋豆腐	中餐：以減肥代餐取代	晚餐：香菇花椰拉麵

備註：減肥代餐的製作方式很簡單，即準備胡蘿蔔一份、蘋果一顆、香蕉半條、燕麥麩2瓢，用果汁機打碎即可。

特別值得注意的是，如果妳認為早、晚餐的份量太少吃不飽的話，可以再搭配減肥代餐一起使用，因為這份減肥代餐含有豐富的纖維質，可以讓妳有飽足感，同時有幫助腸胃消化等功能。

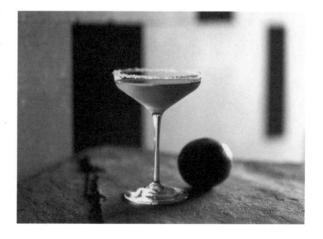

另外，對於必需時常喝酒應酬的肥胖者，建議在減重期間最好滴酒不沾，因為酒的熱量很高，而且會消耗維他命B群，維他命B群是幫助熱量代謝很重要的營養素，如果真的沒辦法，就一定要刻意補充維他命B群。

食物的黃金比例——3：2：1

蠶寶寶型肥胖大致可分為下列幾個族群：如，發育期的青少年，因為發育期間的食量特別大，如果食物選擇錯誤也會導致過胖；嗜零食者，特別喜歡吃零食的人，其正餐的攝取量其實都被高熱量零食所取代，長期容易造成營養不良；交際

應酬者，一天趕好幾攤的人，剛開始的時候胃口也許不是很大，但時間久了，不知不覺就會愈吃愈多而導致快速肥胖；暴食症患者，因為心理因素的問題，致使不停的猛吃，吃完以後都會有催吐或昏睡的情形，應儘早就醫，尋求幫助。

同時，針對黃金女郎而言，此時期的**蠶寶寶肥胖型**，則會有包括容易因飲食不當，引起尿道的感染，產生白帶，出現臀部、大腿的下半身臃腫體型，即所謂的西洋梨的體型。

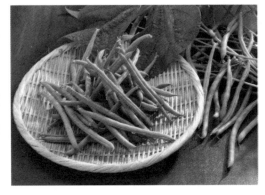

改善這類型的肥胖，建議能儘量少量多餐。每餐食物重量不可超過一公斤，酌量增加植物性蛋白，如扁豆、豌豆、核果類等食物，可產生膨脹感，且熱量比動物性蛋白低。在飲食攝取上採以黃金比例3：2：1的法則，也就是3份纖維素、2份碳水化合物、1份植物性蛋白質的比例，至於穀類則改以代穀，如糙米、五穀米等，蔬菜以根莖類蔬果為主。

鹽療法

蠶寶寶型肥胖，除了配合飲食控制，另外也可以搭配鹽療法，持續3週，對消除下半身的臃腫，應可有效改善。

特別提醒讀者的是，鹽的濃度要適量，濃度太高的話，是會傷害皮膚，所以千萬要小心。

鹽療法 ——————————————

1. 準備生理食鹽水500CC、粗鹽一湯匙、長毛巾一條、橄欖油、保鮮膜。
2. 將一湯匙之粗鹽加至500CC之生理食鹽水中，攪拌均勻。
3. 將長毛巾浸泡至鹽水中。
4. 於減肥處塗抹少許之橄欖油，並以雙手按摩至發熱。
5. 將浸泡於鹽水中之毛巾擰乾，敷至局部肥胖處，並以保鮮膜包裹起，待30分鐘後卸下。

◎ 使用後請洗熱水澡，出浴後喝500CC之熱開水效果更佳。

◎ 每天早晚各一次，持續3週可看到效果。

四、貓頭鷹型肥胖

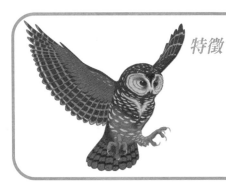

特徵

★ **喜歡夜生活的人**

★ **時常熬夜加班者**

★ **有嗜吃消夜習慣者**

★ **夜間工作者**

　　貓頭鷹是一種夜行性動物，相對於肥胖者而言，就是屬於因日夜顛倒而造成肥胖的人。這類型呈現幾種生活形態的特徵，如：喜歡夜生活的人，常因工作關係必需熬夜加班，或是夜間工作者，另外有一種則是嗜食消夜的人。如果妳發現自己符合上述的生活形態兩項以上者，就屬於貓頭鷹型肥胖。

　　貓頭鷹型肥胖的人，因為時差的關係，人體內生理時鐘改變或紊亂，導致荷爾蒙分泌不正常而形成肥胖，因為生理時鐘是藉著荷爾蒙在白天增加分泌，夜晚減少分泌，來調整人體白天的活動及夜晚睡眠的一種機制。而荷爾蒙分泌的增加可分解多餘脂肪，反之則會使新陳代謝降低，造

成脂肪的堆積。

　　因此，對身體的影響上會產生：1.容易老化，也就是內臟器官的退化，導致腎上腺素異常。2.皮膚易有皺紋。3.有性功能障礙。4.記憶力減退等現象。

貓頭鷹們，趕快調整作息吧！

　　改善貓頭鷹肥胖型的首要，即是調整作息時間來讓生理時鐘恢復正常，如果因為工作關係，實在無法做到調整作息的話，就必需靠一些食物補充身體的營養素了，畢竟在夜間飲食消化功能差，所以澱粉類食物少吃一點，多吃含有礦物質的食物，如：含鋅的大豆卵磷脂、葡萄、牡蠣，含鎂的酪梨、芝麻、海帶、黃帝豆、桃子，及含豐富生物素的黃豆、全麥、穀類、酵母，含膽素的脫脂牛奶，含葉酸的米糠、根葉類蔬菜、小麥、胚芽、柳橙，維生素、菸鹼酸、生物素、酵素如木瓜素、鳳梨酵素等。

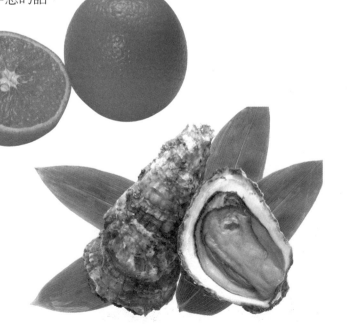

對於貓頭鷹肥胖型的人，維生素的補充更是重要，所以我也設計了一份維他命減肥餐，只要在家打成汁，即可隨身攜帶。

維他命減肥餐

早餐：維他命減肥代餐	中餐：甜椒綠豆冬粉	晚餐：蒸鱈魚1片、烤土司2片

備註：維他命代餐作法為玉米1罐、啤酒酵母2匙、蕃茄1顆、檸檬半顆、
鳳梨1/4、豆漿300ＣＣ，以果汁機攪碎即可。

體力不繼，少吃澱粉類

貓頭鷹肥胖型大致可分為下列幾個族群：如，失眠者、需輪值大夜班者、空服員、超商服務員、新聞媒體工作者、演藝圈者。

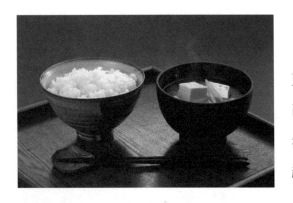

這些族群，工作時間較不正常，無法像一般人一樣朝九晚五，一忙起來可以幾天幾夜不睡，或根本日夜顛倒，即使自己身子底子好，時間一久也照樣出毛病，而隨著時代的進步，包括24小時全年無休的便利超商愈來愈多，也造成多數超商服務人員的身體負荷過重，值得各界多加注意。

　　而這類型貓頭鷹型的肥胖者，最容易出現的病徵就是提早出現體力不繼、皮膚粗糙、身材走樣，尤其是大腿過胖等現象。

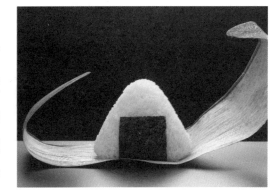

　　因為大體而言，她們的腎上腺素分泌略少、澱粉濃度下降、內分泌異常、肝機能指數偏高，所需以測定荷爾蒙濃度及肝機能檢查為主，除了一般治療肥胖的原則外，最重要的還是將纖維素、澱粉、蛋白質的比例，由原先的3：2：1，調整為4：1：1，讓纖維素可以提高4倍，同時這群人大多有胃口不好，澱粉分解速度慢等新陳代謝的問題，所以還是少吃澱粉類食物為妙。

高爾夫球按摩法

　　貓頭鷹型的肥胖者，由於大腿會有明顯的過胖現象，如前述的飲食控制外，亦可以利用高爾夫球適度的按摩，持續4週，相信就可明顯改善局部肥胖。

高爾夫球按摩法：

1. 準備高爾夫球1顆。
2. 將球於手掌，選擇與肥胖處之肌肉垂直方向，以畫圓的方式來回按摩30分鐘。

◎每天早晚各一次，持續4週即可看到效果。

五、飼料雞型肥胖

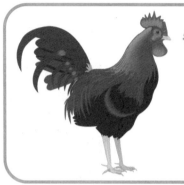

特徴

★ 不喜歡戶外活動

★ 不耐熱，只能待在適溫環境

★ 討厭流汗，不運動者

★ 熱愛高熱量美食者

★ 三餐皆外食，常吃速食食物

一提到飼料雞，大家大概都會連想到，這些雞跟一般的放山雞不同，因為牠們除了被人類餵養人工飼料外，所處的環境空間也非常的狹窄，所以飼料雞的雞肉比較鬆弛，不像放山雞那樣有彈性，所以相對的飼料雞的體型也比較臃腫，脂肪體比較厚，當然抵抗力自然較差。

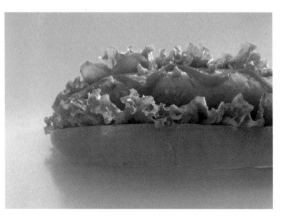

這類飼料雞型肥胖，大多是不喜歡戶外活動，或少有時間做戶外活動的人，由於長期處於有空調的環境中，久而久之身材就會顯得臃腫，雖然不會很胖，但缺曲線。

如果妳發現自己是個不喜歡戶外活動，只待在適溫的空調環境中，也討厭流汗，熱愛高熱量美食，或高熱量速食的生活形態，有符合上述兩項者，就屬於飼料雞型肥胖。

易胖不易瘦，身體問題多！

　　這類型的肥胖最大的特徵，除了外觀略為臃腫外，最大的特點就是吃一點東西就發胖，而且不容易瘦，卻極易復胖。

　　長時期不流汗的結果，自然對身體造成影響，包括1.心血管方面的疾病，如血管硬化、心肌梗塞。2.會出現腦血管疾病，如梗塞性中風。3.會有退化性關節炎。4.骨頭酸痛、坐骨神經等病變。5.缺氧症候群，導致精神萎靡，記憶力減退。6.在心理障礙上，會產生情緒不穩，出現憂鬱症、人際障礙，有晚婚或尋找不到伴侶的婚姻障礙。

　　改善飼料雞型的肥胖，必需注意下列幾項：1.提升新陳代謝率，如增加活動量，多做有氧體操、游泳等運動。2.避免精緻的食物，多吃天然有機的綠色蔬果。3.對於比較頑固型肥胖的人，則需藉專業醫師的諮詢消除潛在的病因。4.對於憂鬱症及肥胖自卑的人在心理方面，建議做群體治療，如定期的聚會或是以特殊音樂療法。

特殊音樂療法

所謂特殊音樂療法，係因每個人的喜好、生活形態不同，而有不同的選擇，若有需要建議可洽詢專業的醫師。例如節奏感快的音樂，就能促進人體隨律動而運動；而大自然的聲響，聽久了不但心寧舒適，更能讓人想出去走走。

飼料雞必需多攝取礦物質

飼料雞型肥胖的人，在飲食控制上，必需多攝取一些含礦物質的食物，如含鋅的牡蠣，含錳的鳳梨、藍莓、酪梨、菠菜，含硒的蒜、洋蔥、啤酒酵母、小麥、胚芽等，所以，我特別設計了一份青香蕉代餐，藉由均衡飲食來改善體質。

青香蕉代餐

早餐：脫脂牛奶1杯，外加2片烤土司	中餐：青香蕉代餐
晚餐：白斬雞3片，1顆水煮蛋或茶葉蛋	

備註：青香蕉代餐作法如下：青香蕉1條，鳳梨片2片，啤酒哮母2瓢，酪梨1/4個，
洋蔥少許，生蛋白1顆，奇異果3片，加入300CC開水，
將所有食材以果汁機攪拌均勻即可。

飼料雞肥胖型最主要的族群，如：都會型的上班族、單身貴族、不開伙的家庭婦女、更年期的婦女。

對於更年期的婦女，由於荷爾蒙分泌異常的關係，常會出現情緒焦燥，不耐熱等症狀，我們將另闢章節討論。現在先就大多數上班族所困擾的肥胖問題，加以說明。

上班族、胖臉族的按摩術

上班族中的黃金女郎，由於長期處於空調適溫的室內，相對活動空間並不大，所以外觀顯得比較臃腫，也缺乏曲線美，這群上班族如果卸下制服，則喜歡穿深色衣服以修飾身材缺點，在社交上有障礙，同時因發生在適婚年齡，也常造成擇偶方面的困擾，因為人際關係產生的適應不良，常導致情緒上的變化。這類的上班族，其實嚴格說來，體重並非過重，只是對曲線的要求較為完美，尤其，對臉部的曲線，也多偏向美容曲線的標準。

由於外國人的臉型多屬菱型與長型，而國人的臉型皆屬方型的，所以，對這些方型「胖臉族」的局部雕塑，建議如下：

1. 趴著睡。

2. 垂直按摩法：利用手部的力量，順著與臉部皮膚紋路90％的按摩，
   往外或往上推，即可達到瘦臉的效果。

3. 臉部熱敷。

4. 配合促進新陳代謝的營養素補充，多吃如肉鹼類的芝麻、青橄欖、燕麥、
   核果、乾果、栗子等食物，並加強維他命 E 的補充。

5. 製作瘦臉面膜。持續使用6～8週左右，就可以看到成效。

瘦臉面膜製作方法：

1. 準備蘆薈1片、蛋清1顆、檸檬半顆、面膜1張。

2. 將蘆薈之凝膠取出，放入蛋清中，擠入半顆檸檬絞碎
   （或用果汁機攪拌均勻）。

3. 利用毛刷將混合物塗抹於面膜紙上。

4. 敷於臉上，待30分鐘後即可清洗完成。

◎每天早晚使用一次，6～8週後即可看到效果。

Part 3

黃金女郎的
塑身症候群、Q&A

減肥會出現某些症候群，

只要不危及健康，或長期副作用，

大多屬生理或心理的正常反應，

在「黃金女郎」時期，

則應對減肥症候群、更年期症候群、

更年期前症候群等，

有進一步的認識與了解。

一、減肥症候群

特徵	噁心、心悸、頭昏、憂鬱
定義	減肥過程中，可能出現的短暫生理性變化。

「減肥症候群」是一個很大的課題，也是很學術性的問題，簡單來說，就是在減肥過程當中，可能會出現的短暫生理性變化。這些生理性變化包括有噁心、心悸、頭昏、鬱悶等現象，其實這都是一種正常的反應。

為了進一步研究「減肥症候群」，我曾經統計過200多個案例，通知在使用雞尾酒減肥療法的過程中，有出現過噁心、心悸、頭昏、憂鬱等症狀的病患全部回來，重新做檢查，同時也針對他們所出現的症狀調整處方，結果這些症狀全部消失了，等到減到標準體重之後，再做一次檢查，結果發現，所有的健康指數都很正常。

烤肉香味，每個人反應不一

這200多個案例，雖然人數並不多，但已足以提供我判定，輕微的噁心、心悸、頭昏，應是一種正常的生理性反應。就像烤肉的時候，當肉放在火上烤

時，所散發出來的味道，有人會覺得很香，有人會覺得嗆，不同人雖然會有不同的感覺，但卻是種正常的反應；再譬如肉類在燃燒的時候，有些物質，如碳水化合物、蛋白質也會跟著燃燒，燃燒時也會產生味道，而每個人對這種味道也都會有不一樣的反應，這是很正常的狀況。

同理，在雞尾酒減肥療法的過程中，也會產生一些反應，只是每個人的抗耐力不一樣，有人都沒事，有人就會有一些反應，好像日常生活中，要對一種已經習慣的行為進行改變時，總會有一段適應期；再舉例來說，平常一餐吃3碗飯的人，突然叫他只吃1碗飯，他當然會有餓的感覺，有人對這種餓的感覺的反應是會頭昏，有人就會覺得心情不好、血糖低，也有人會月經不順、會心悸，但也有人適應的很好，完全沒有異常的反應，這些都是自然的現象。有些醫界人士卻因此而抹黑雞尾酒減肥療法，直指這些生理反應是副作用，這種指控是不對的。

還有國外研發出來，且經衛生署通過使用的減肥藥，對某些人而言，在服用之後多少也都會有口乾、心悸等現象，但並不能因此就說這種合法的減肥藥不對，只要能再搭配其他的處方，將藥物可能產生的副作用平衡掉，就是很適合的藥物。

要能善用藥物平衡互補

例如有一種藥物，對治療肝病有90%的效果，但其中的10%，對人體並不好，此時，若可以用另一種藥物來掩蓋掉對人體不好10%，形成「互補作用」，就是很好的治療處方了；在國外，這種「綜合療法」非常盛行，但是如果不懂得使用方法的人，就會說這種療法有問題，但對懂得使用的人而言，自然是得心應手。

雞尾酒減肥療法最重要的觀念，就是使用「綜合療法」。

有關「減肥症候群」，目前我僅針對200多個案例做研究，還無法獲得廣泛的支持，但我曾經和國外的學者討論過，他們很支持我的理論，只是減肥在國外也是很新的領域，也還沒有廣泛性的研究，因此，我正準備向國際肥胖醫學會提出這個新名詞，讓醫界一起來注意這個問題。

二、愈胖，真的愈沒性趣！

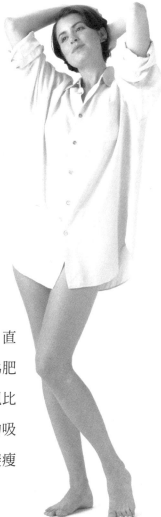

根據醫學上臨床經驗發現：

男性	**肥胖患者，有性功能障礙或是類似性生活煩惱者，約佔62%。**
女性	**在減肥之後，有10%～15%對性的感覺會大幅提昇**

　　對25歲到65歲的黃金女郎而言，「性」應該是生活的一部份，然性生活美滿與否，也與肥胖有關，因為臨究研究顯示，肥胖的情況愈嚴重，即身體質量指數（BMI＞25）愈高，性功能障礙的程度也愈大，且男女皆然。

　　大家都知道，肥胖已是現代人的文明病之一，各種生、心理方面的疾病，直接、間接多與肥胖有關，肥胖對於女性的性功能，即有某種程度的影響。因為肥胖會造成陰蒂或其他部位的敏感度降低，及充血不足等生理問題，甚至會出現比較男性化的行為表現，同時，女性身材及曲線走樣，會導致自信心及對男性的吸引力下降，容易產生自暴自棄的念頭，結果就會變成愈胖愈沒有信心、愈逃避瘦身愈瘦不下去，然後也陷入肥胖的惡性循環。

還有研究顯示，女性在減肥之後，有10%～15%對性的感覺會大幅提昇。

肥胖沒性趣，男女皆同

至於肥胖對於男性，也有相當程度的影響，根據醫學上臨床經驗發現，在男性肥胖患者當中，有性功能障礙或是類似性生活煩惱者，約佔62%，主要的情況有陰莖勃起硬度不夠、陰莖勃起持續力不足、早洩及性慾缺乏等。

分析肥胖與男性性功能障礙間的關係，主要有三點原因：一是肥胖患者血管硬化的程度較高，血流通暢度自然較低，使得陰莖的充血功能較差，所以容易出現性功能障礙的情形。

二是男性肥胖患者容易出現男性荷爾蒙睪固酮素及腦下垂體等內分泌異常的現象，對嗅覺、視覺及感官上的性刺激反應遲鈍，造成心理上對性衝動的排斥，導致無法產生性慾，而「性」趣缺缺。

三是一旦過於肥胖，陰莖的表皮組織往往會被脂肪細胞所佔據和取代，使陰莖對性刺激的敏感度降低，導致性功能障礙出現。

不要讓另一半沒性趣

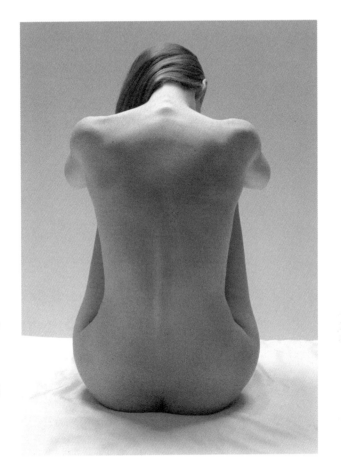

要改善因肥胖造成的性功能障礙，最重要的方法就是減肥，根據臨床研究顯示，男性減肥程度如果減超過20％，對性功能障礙就會有相當幅度的改善，改善幅度平均在40％～50％之間，算是相當驚人；然在減肥的過程中，也必需找出肥胖的病因，才能對症下藥。

值得一提的是，很多病態性肥胖患者，因為疾病的關係，會服用部份降血壓藥物、治療禿頭藥劑、荷爾蒙藥劑、抗過敏藥物、鎮靜劑、胃藥、安眠藥等等，對性功能也都會造成一定程度的影響。

所以，各位黃金女郎們，為了自己的「性」福著想，除了別讓自己太胖之外，也千萬別讓另一半成了胖子。

三、更年期婦女肥胖

特徵	**情緒起伏大、脾氣大、焦躁不安。**
定義	**指婦女在停經前後，體重在一年內，超過平常體重的10%，體脂率也超過平常的3%者。**

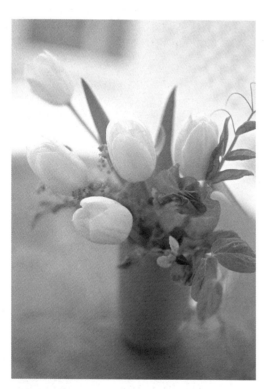

「更年期」，多麼可怕的一個名詞啊！一聽到它，恐怕所有的婦女朋友都要聞之色變了，因為在印象中，更年期代表的就是情緒起伏大、脾氣大、焦躁不安等令人避之唯恐不及的負面性格，而事實上，更年期也是婦女肥胖的高峰期，如果體重未予適當控制，所有可能發生的負面性格，恐怕只會變本加厲。

每個人都會老，相對的，每位婦女也都會面臨到更年期，不過，「更年期」真的那麼恐怖嗎？事實上，還是有許許多多更年期的婦女，她們的生活過都得很自在，完全不受生理變化的影響。要讓更年期過得好的原因有很多，但以我的專業而言，我認為，如果在肥胖問題上，可以提早預防，更年期所可能引發的不良效應，至少可以消失一大半。

台灣澱粉類肥胖者比例高

　　婦女到了更年期會出現異於平時的負面性格，主要在於生理上的變化，而導致這些心理變化的因素，在臨床研究上可分為三大類，一個是生殖系統的症狀，一個是神經系統的症狀，另一個即是肥胖的問題。

　　就肥胖問題而言，所謂更年期婦女肥胖的定義，是指婦女在停經前後，體重在一年內，超過平常體重的10%；體脂率也超過平常的3%者，臨床實驗曾經針對台灣地區2800多個更年期婦女肥胖的特徵進行研究，結果發現，台灣地區的婦女，其膽固醇、血脂肪、血糖等出現異常現象者，比正常情況高出20%以上。

　　至於肥胖的部位，以腹部佔第一位，臀部佔第二位，手部和肩胛骨佔第三位；另外，針對更年期婦女的飲食習慣做調查也發現，澱粉佔65%（一般正常是55%，頂多60%以下），脂肪佔25%，蛋白質佔10%，由此可見，台灣地區更年期婦女肥胖，和澱粉攝取過量有很大的關係。

依不同病因，給予不同處方

再從解剖學及生殖學等臨床變化發現，更年期婦女肥胖是屬於生理退化的一環，荷爾蒙會隨著年齡增加而減少；而與肥胖有關的荷爾蒙就是生長激素、胰島素、甲狀腺激素及腎上腺激素，這幾種荷爾蒙則和糖份及脂肪的代謝有關。

所以更年期肥胖的病因與一般性肥胖不一樣，治療的方法也不一樣，台灣地區更年期婦女肥胖，因停經年齡、飲食型態、氣候、緯度及荷爾蒙補充的形式，和外國人也不盡相同，所以在治療上，除了一般性的治療外，還要深入分析荷爾蒙濃度的變化，再依不同病因，給予不同的處方，才能達到量身訂做的境界。

因此，如何維持荷爾蒙平衡，又不復胖，最好是找專業醫師治療，我建議有此困擾的婦女們，在尋求專業的減重醫師時，同時也要找婦產科醫師，針對荷爾蒙引起肥胖的處方，二者配套在一起，既可治療更年期的症狀，體重也可以得到控制。

四、更年期前症候群

特徵 提前出現情緒起伏大、脾氣大、焦躁不安等異狀。
定義 指在更年期尚未來臨之前，即已出現更年期的症狀了，年齡層多在45-55歲之間。

「更年期前症候群」，指在更年期尚未來臨之前，即已出現更年期的症狀了，年齡層多在45-55歲之間，有些婦女甚至從40歲開始，就會有新陳代謝明顯降低的情形，這種狀況則稱為「更年期提早症候群」。

很多因年紀增加所產生的肥胖問題，跟異化性荷爾蒙減少有關，包括生長激素、甲狀腺素、腎上腺素、胰島素，而異化性荷爾蒙和器官的衰退有關，表現出來的症狀是體重緩慢的上升，即使吃的不多，體重也會不知不覺上升。

建立管理體重的新觀念

隨著年齡增加，器官老化，代謝功能差，燃燒脂肪的速度也會變得緩慢，嚴格說來，從25歲開始，這種現象就會與日俱增，在體重方面，若能適當控制，減少疾病的發生，自然可以減緩老化的速度，但若體重持續肥胖，更年期還未到來之前，「更年期前症候群」，甚至是「更年期提早症候群」可能就會悄悄地侵襲而不自知。因此，注意體重的管理，已是黃金女郎們不可忽視的課題了。在現代社會裡，大家應該建立起體重管理的觀念，讓「體重的管理成為人生生涯規劃的一部份。」

黃金女郎塑身的17個Q&A

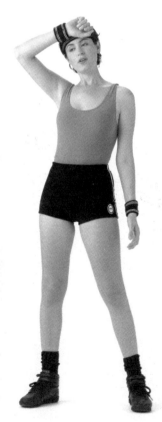

Q&A1：補充荷爾蒙是否會致使體重增加？

　　這是一個非常矛盾的問題，婦女到了更年期時，必需補充荷爾蒙，但這些荷爾蒙的副作用就是會發胖；每個人體質不同，胖的程度會不一樣，有的人在吃了荷爾蒙之後，可能只胖1%或2%，並不覺得嚴重，但在臨床上就有人胖到300%、400%，吃了荷爾蒙之後，胖了20幾公斤，如何在矛盾中取得平衡，也得靠醫師的專業，依據病人的體質，給予適合的處方。

Q&A2：吃藥會胖嗎？

　　很多藥都會引起肥胖，例如某些精神科的用藥，如安眠藥、荷爾蒙的補充用藥、類固醇、血壓用藥等等，都會降低新陳代謝率，消炎藥也會，甚至有些維他命也會促進胃口，會愈吃愈胖，如維他命 F 、 B 1，會讓腸管吸收的蠕動加快、會有飢餓感，所以不要和澱粉類食物一起吃，因此在用藥時就要特別注意，會增加胃口的維他命，就不要在飯吃前，還有如維他命 A 、 D 、 E 、 K 是油溶性維他命，所以就不要和油性食物一起吃。

　　其實，對一般肥胖者，最重要的還是要回歸到飲食和運動，若大腿要瘦，就不

要跑步，若胸部、肚子要瘦，可以騎腳踏車、騎車，還有音樂療法，音樂可以幫助我們荷爾蒙的變化，更年期肥胖可聽些快節奏的音樂，加速新陳代謝，比較 high 一些，若是大胃口的肥胖，要多聽些古典音樂，沈澱一點，不要一直想吃東西。

Q&A3：中年婦女常因疾病而服用藥物，卻也因此而肥胖，該怎麼控制？

關於用藥問題，其實很多的疾病都和肥胖都有關係，如營養素過量，就會貯積多餘的脂肪，我可以舉一個有趣的例子，古時候的人，沒有精緻的食物、營養不足，也就沒有過多的澱粉類，而且古時候交通不發達，人的活動量也相對的大，所以古時候的人都很瘦，但隨著時代進步，可以說每一個世紀的人體重都在往上升，也衍生了許多疾病，健康卻也愈來愈差，加上科學發達，用藥的種類也跟著多，雖然人類的平均壽命延長了，但基於健康的大前提，為了控制疾病，無法避免服用藥物，若因此而發胖，一定要找專業醫師治療，絕對不可以自行濫用減肥藥物。

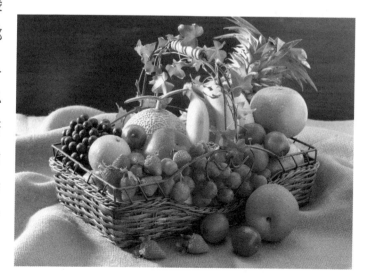

Q&A4：使用藥物減肥，對腎臟功能有沒有影響？

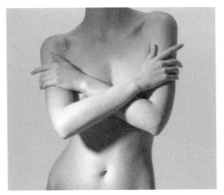

對於這一點我要特別說明，由於雞尾酒減肥療法必需使用到藥物，因此常有人故意抹黑雞尾酒減肥療法有副作用，而忽略了雞尾酒療法顛覆傳統減肥的觀念；以前的減肥觀念是一顆藥吃遍天下、吃遍終身，一輩子都吃這種減肥藥，這種情形，就極容易產生副作用，但雞尾酒減肥療法不同，它是依病患不同的體質和造成肥胖的原因，對症下藥進行治療，所以我要求病患每隔一個星期或二個星期就必需來複診，我會依病患每星期的身體變化來調整處方，而不是從頭到尾固定一種處方，這也是為何減重之前，必需要做抽血檢查的原因，就是在評估病患的情形，才能對症下藥。

Q&A5：何謂肥胖？何謂過重？

肥胖與過重的定義是不一樣的。肥胖症（**Obesity**）依一般國際的定義，是指**BMI**（身體質量指數）大於30，但因東方人體不同，目前國內醫界大多以**BMI**大於等於25或27即稱肥胖症；因為此時，已潛藏包括高血壓、痛風等病癥。而過重（**Over weight**）則依個人認知不同而有差距，較難定義，通常指**BMI**介於24～25之間，但因各人體質不同而有差別，有的人即使擁有標準身材，只要比標準多個2公斤，她也會自認「過重」。所以，「過重」倒不是大問題，付出社會成本最鉅的應該是醫學名詞上的「肥胖症」。

而BMI的算法為：體重除以身高的平方。例如，妳的身高是168公分，體重53.5公斤，那麼她的BMI即為：（53.5）÷（1.68的平方），等於18.95，屬標準身材。

Q&A6：減肥是不是一定要用藥？健康食品算不是減肥藥？

藥是用來治病的，如果達到肥胖症的病狀，當然可以藉由專業醫師的處方治病！一般人以為，吃藥減肥最方便，但大多數人卻不知道減肥還分藥物處方與非藥物處方，這也只有有經驗的專業醫師分的清楚，所以，我一直呼籲肥胖症患者，一定要看專業醫師，而不要輕信坊間的偏方。

不過，由於目前國內投入減肥市場的，或因醫界派系，或因財團利益糾葛，造成消費者只要拿到東西，就泛稱為「減肥藥」，也不管究竟是不是真正的減肥處方或是健康食品，這方面純粹的觀念的問題，也是國人需要再教育的部分。

Q&A7：為何我的體重變輕了，但直起來還是覺得胖？

在減肥的過程中，有些人雖然體量確實減了幾公斤，但在外觀上卻毫無瘦下來的感覺，最主要的原因應該係所排出的油脂，被水份所取代。遇到這種情況，就需要針對個人體質深入分析，例如飲食習慣是不是吃的太鹹，或是新陳代謝、血液循環出了問題，才能對症下藥。

Q&A8 : 市面上的低熱量代餐種類繁多，該怎麼分？

在減重過程，很多人為達到飲食控制的目的，常常會使用代餐作用輔助食品。但因代餐種類過多，也常使消費者難以抉擇。我建議消費者對代餐的選擇也要有量身訂作的觀念，不要只注意口味或低熱量。例如，男、女的代餐可能不同，小朋友與青少年發育期的代餐，也絕對不同，亂買不見得有效。

所以，消費者除了應注意該代餐是否通過食品檢驗等標識，更應針對各人體質，向專業醫師諮詢，以成分的效果為主要考量，真正選擇實用性的代餐來配合。

Q&A19 : 是不是餓就會瘦？

連續挨餓幾天，影響的只是身體的水份，脂肪的細胞會暫時變小，而不是變少或死亡，過度挨餓嚴重的話，可能反而會因消耗正常蛋白質的能量造成脫水現象，對身體健康不但沒有幫助，還可能併發其他後遺症。

雖然很少聽說有人會因減肥而餓死，但如果過度消耗蛋白質，也將影響身體的正常運作，例如，有部分癌症患者，就是因為病態性的消耗蛋白質，所以，幾乎每個人都很瘦，其原因就是身體其他器官無法吸收養份所致。

Q&A10：減肥，是不是一定要「量身訂作」？

「量身訂作」是全新的觀念，也是未來的趨勢。由於過去的減肥，只是單純的減去重量，卻常常發生瘦到不該瘦的部位，但隨著生物科技的發達，有經驗的醫師只要善用科技、藥理，「量身訂作」與「局部塑身」絕對不是問題。

尤其，每一個人的體質不一樣，每一個減肥者的生活習慣、飲食習慣，也各有差異，甚至可能會因病態、產後等不同時期，造成上半身、下半身、中軀型等不同類型的肥胖，所以，要合乎人性並真正達到減肥的目的，就一定要「量身訂作」，才能符合「想瘦哪裡就瘦哪裡」、「瘦的既有品味又健康」的消費意識。

Q&A11：減肥碰到停滯期怎麼辦？

當我們為了減肥，攝取的熱量減少時，一段時間後（大約體重改變超過5～10％時），我們的自律神經就會產生新的適應現象，將所攝取的食物熱量儘量的吸收並作最有效的利用，同時也會降低基礎代謝率，減少能量的消耗，於是熱量又達到一個新的平衡狀態，體重就不再下降了，這就是減肥停滯期。

遇到停滯期最好的方法，是保持目前已減的體重並增加運動量，因為運動可以提高我們的新陳代謝率，使熱量的消耗提高，一段時間後，體重會再下

降。在減到理想的體重前，將會遇到數次的「停滯期」，每經過一次停滯期就離理想愈進一步，這遠比一下減很多但復胖也很快的方式，來得有效也較能持久。

Q&A12：肥胖是疾病嗎？

世界衛生組織（**WHO**）已正式宣布肥胖是一種疾病，這說明肥胖症已是全球共識的健康危機。隨著人體脂肪的增加，罹患疾病的可能性也會相對增加。

肥胖可能引發的疾病：高血壓、糖尿病、關節炎、腿足部水腫、皮膚鬆弛、皮膚病、背部疼痛、血管疾病、心臟病、中風……但不適當的減肥或盲目的減肥，所帶來的危害是有目共睹的，如何健康減肥值得醫界和民眾一起來關心。

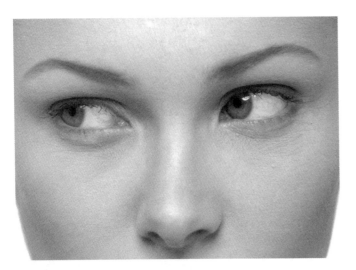

Q&A13：為什麼我會是「大餅臉」？

大餅臉一直是許愛美的女仕們的頭號公敵。臉部的大小除了相對變化極小的顏面骨骼以外，就是決定表皮下組織或所謂脂肪層以及頰部的脂肪墊，雖然臉部的脂肪細胞比較小，但是因為臉部肌膚橘皮組織中的含水量比較多，所以，如果妳的腎功能代謝不好或者末稍循環不良，就很容易造成臉部的肥胖。

Q&A14：為什麼我會「虎臂熊腰」？

　　一般而言，手臂曲線最常見的困擾不外乎是粗壯或鬆軟了些。手臂粗壯者大多是因為肥胖、不當的施力而造成組織糾結。因為肥胖時，脂肪細胞會膨脹或增生，阻塞循環的管道，當代謝管道變窄而廢物又堆積的惡性循環下，就會產生糾結浮肉的現象。另外手臂本身就是一個很會囤積脂肪的地方，而且手臂內側的脂肪大部分是結實型的皮下脂肪，再加上一般上班族很少會運動到手臂，久而久之肌肉細胞就會變得更肥大而成為俗稱的「虎臂」！

Q&A15：為什麼我會是「小腹婆」？

　　對人體結構來說，全身上下最容易囤積脂肪的部位之一，就是小腹和腰部。而擁有中廣身材的女性更不在少數，尤其是長期坐辦公室的工作人，曲線腰、平坦腹似乎只存在年輕歲月中。女性在青春期和懷孕期時，因為女性荷爾蒙會大量變化，脂肪就會大量合成，因此會造成女性在這兩個時期的肥胖，當飲食缺乏纖維、水份不足、缺乏運動，或壓力太大，就會形成便秘、排便不順，而產生大腹便便的錯覺。

Q&A16：*為什麼我的臀部會像「西洋梨」？*

從醫學的觀點來說，因為女性荷爾蒙作用及生活習慣，脂肪較容易堆積在臀部和下半身，所以較易出現「西洋梨」的身材，對已生過小孩的女性朋友來說，因為生小孩骨盆腔會擴大，感覺上下半身的比例比未生小孩之前大，視覺上就好像變胖；再者因產後肚皮會變得比較鬆弛，若未能增加產後運動和飲食控制，脂肪將更容易囤積在肚子上。

除了生產的因素，愛好米飯、麵、多油脂、口味重，也易造成熱量攝取過多，尤其，久坐的習慣，下半身能動到的機會比較少，同樣是造成「西洋梨」的因素之一。

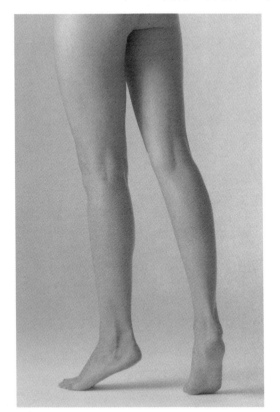

Q&A17：*為什麼我有「蘿蔔腿」？*

大部分東方女性較不容易擁有完美的腿部曲線，而且容易有腿部浮腫的困擾。造成腿部浮腫的原因很多，可能是下半身循環不好，缺乏運動，飲食不當，姿勢不正確，所以從平常的習慣養成，更能有效的解決腿部浮腫的困擾。另外一種則為肌肉發達型，通常這類型的人喜歡互外活動，或擅長各類運動而肌肉結實，結果因活動量減少，肌肉中的脂肪量增加，原本屬於修長的肌肉長出了脂肪，而看起來更加壯碩。

Part 4 黃金女郎的**塑身故事**

附錄1 我為雞尾酒減肥療法辯護！

作者：劉華巖醫師

年前「雞尾酒減肥療法」

在國內引起一片質疑與風波，

雖然我們為衛生署所召開的公聽會最後作成

「不違法，要加強醫師用藥檢查」

的共識，感到欣慰，但我仍要盡一己之力，

提供部分古今文獻及參考資料，

以為廣大的肥胖患者釋疑！

所謂雞尾酒療法，是指合併多種不同功能的藥物，治療某一種疾病的一種臨床措施。這種合併藥物的治療方法，自古以來並不罕見。例如，中醫藥有所謂君臣佐使的說法，一般民眾最常見的四物湯、八珍湯，就是基於這種思維製作處方，其實這就是一種雞尾酒療法。

在西醫方面，也是如此。日本醫界每年推出優秀處方集，公布全國有名的醫院醫師對各種疾病的處方。這些處方可能是單一藥劑，更多的情形是合併許多藥物的處方。就以消化性潰瘍為例，依該病的症狀，處方中可能有制酸劑、有抗組織氨，有時還可能為減輕病人痛苦而給予抗副交感神經性的止痛藥物，最近幾年因幽門桿菌的發現，還並用抗生素來治療消化性潰瘍。

雞尾酒療法只是治療策略之一

肥胖是一種疾病或是一種症狀群，目前仍未有定論；然針對肥胖的治療策略，歐美這方面的專家都同意治療肥胖的長期策略是飲食、行為治療和運動，短期治療可用藥物，甚至外科手術等方法。之所以有這麼多治療策略，就是因為肥胖可能是多種因素相互影響造成的，單一方面的治療，可能無法奏效。如果以藥物治療的觀點來看，顯然藥物也可以針對肥胖的多方面肇因與面貌，提供多方面治療功效。

合併許多具有各種不同功效的藥物來治療肥胖，正如同治療消化潰瘍會動用許多不同功效的藥物一樣。

肥胖的治療，如果能先找到正確的病因，那是最好的；不過，面對過多脂肪量的堆積所形成的健康威脅，不管是否找出肥胖的病因，都應及時予以治療。身體過多脂肪的堆積，顯然是因為身體熱量的攝取高過消耗所致，要減少過多脂肪堆積，除了降低攝取之外，另一個方法就是提高身體熱量的消耗。目前已有不少藥物可以分別達成這方面的目標，同時還有更多新藥正在研發當中。

降低能量攝取的藥物有三個層次，第一是降低來自中樞神經的食慾，第二是減少容納食物容量，第三則是抑制已攝入食物的吸收。

另在提高能量消耗方面的藥物，也有幾類：一是提高身體熱量消耗的產熱性藥物，二是促進白色脂肪的分解，改善局部脂肪堆積的藥物。

由以上的討論可知，要達成降低攝取及提高消耗的目標，單一藥物可能無法奏效，而合併藥物是可能的治療選擇。

此外，藥物的長期使用也需要考慮到幾個臨床要求，和藥物短期治療一樣，必須有降低體重的效果、良好的耐受性，若藥物有些微的副作用，應可在投藥時做適當的改善或消除。

真正專業雞尾酒療法是對症下藥

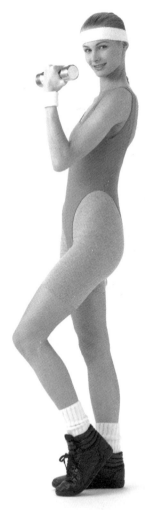

　　雞尾酒減肥療法風行之後，社會上出現許多關注和批評的聲音。有位知名的藥師說，雞尾酒減肥療法是利用藥物的副作用，來達成減輕體重的目的；有位民意代表甚至信誓旦旦地說，他絕不允許醫師用減肥藥物，來毒害老百姓。這些在社會上有領導作用的人士，說出不嚴謹的談話，很容易誤導大眾。

　　此外，有些人疑慮，合併藥物治療是否會帶來未知的毒害反應？有些人則懷疑，利用常用藥品的某種藥理特性，是否真的違反「藥品核准適應症」的規定？這些爭議，事實上是涉及臨床醫師診斷處方的職權，可見雞尾酒減肥療法所引起的風波，真有待澄清。

　　關於「利用藥物的副作用來減輕體重」，我也要加以說明。所謂藥物，是只具有醫療用途的化學物質，藥物用來矯正異常生理狀態的就叫治療藥，治療藥又可以分為對症療藥和根治用藥。對生理機能過剩者，選用抑制性藥物來治療，機能過低者，則用興奮性藥物，以便促使生理功能恢復原來的衡定狀態，就是對症療藥；找出病因，將之摧毀而令其不再危害生理機能的藥物，就是根治藥物。此外，還有補充維生素、激素，甚至營養素的支持療法的藥物。目前治療肥胖所使用的藥物，大概以對症療藥為主。

　　正常劑量的藥物進入人體之後，除了能符合某種特定治療目的的功效之外，勢必還有其他作用反應在人的身體上。這些多餘的作用統稱為藥物的不良反應；反應較輕的，稱為

副作用，嚴重的就是毒害作用。用藥物治療疾病，副作用或不可免，毒害作用則斷斷不可有。藥物產生的副作用通常有共通性，通常可由藥物本身的藥理作用推斷，不過，也有因人而異的情形，有些副作用會逐漸消失；臨床上也可以降低用藥劑量來減少副作用的程度，或以另一種藥物來改善在身體發生的不適。

近年來，由於藥理研究進步，經常發現一種藥物可能具有兩種以上不同的治療用途，減肥用藥也有這種情形，譬如Phenylpropanolamine（PPA），在安全劑量下，既可因其減少鼻粘膜充血的作用，用來治療鼻塞，又可因其抑制中樞食慾的功效，用來治療肥胖。又譬如麻黃素，在中國漢朝，張仲景就發現其發汗的效果，而用於一般感冒；到了1924年，經由陳克恢介紹到歐美而廣被利用；1992年，Astrup和Dulloo等人分別發現其產熱效應，可以提昇身體的熱量消耗，因此被推薦做減肥用途。

一種藥物同時具有甲與乙兩種用途時，針對甲治療目的所需要的藥作用而言，該藥物的其他所有的藥作用都是副作用，但是，當我們使用該藥物做乙治療目的時，我們很難說是，用該藥物的副作用來達成乙治療的目的。這個道理很容易明白。

批評雞尾酒減肥療法的人士，說這種治療方式是利用藥物的副作用來治療肥胖，這種批評除了不合理之外，還有誤導一般大眾之嫌。

另有關於「是否違反核准的藥品適應症」部份，也有釐清的必要；當藥廠輸入藥品原料或製造藥品上市時，必須向衛生署申請許可證，在登記的表格中，有一適應症的空格必須填寫。

藥品適應性本來就是醫師處方的權力

一般原料藥的適應症，大都依藥理分類來填寫，如證號13006632的鹽酸麻黃素的適應症為中樞興奮劑，又如證號00202252的鹽酸麻黃素的適應症為擬交感神經興奮劑。藥品的適應症大都以其所治療的症狀來填寫，如證號123005478的25mg鹽酸麻黃素的適應症是支氣管性氣喘、血管用動神經性鼻炎、過敏性鼻炎；又如證號01031568的25mg鹽酸麻黃素的適應症則為氣喘、咳嗽、支氣管炎，就是目前被認為是「核准的藥品適應症」。

事實上，這項所謂的「核准的」適應症的填寫，看來不是那麼周延或精準，當作藥物許可證的審查與發給卻也許足夠，因此，藥事法規並沒有以此限定醫師使用該藥於該項適應症的意思，同時，醫師臨床上使用藥物是依據醫師的專業知識來診斷處方，並不以所謂的「核准的藥品適應」為憑。

社會上有些人認為，「核准的藥品適應症」可以用來規範醫師的用藥。事實上，以目

前藥品適應症的填寫情況，只會造成更多無謂的困擾。譬如，現在某醫師使用麻黃素來治療血管運動神經性鼻炎，如果要符合「核准的藥品適應症」的規定，就必須選擇有這種疾病為適應症登記的藥物，如證號12005478這號藥品，如果使用證號01031568這號藥品，這醫師便違反了規定，又譬如，這醫師想藉麻黃素的產熱效應來提昇肥胖者的熱量消耗，在目前的情況，他就根本無從選擇了。

批評雞尾酒減肥療法的人士，經常也以「核准的藥品適應症」來非議醫師的用藥，其實他們已忘了醫師有診斷處方的權利。

關於PPA的使用方面，在1985年時，Wintrob曾重溫5篇PPA減肥研究報告，發現短期投予PPA，平均減輕的體重是一周0.23kg／週；PPA的減肥功效雖大於安慰劑，但仍不及安非他命類的製劑。其後，PPA的「安全性」被關注兩次，首先是PPA與咖啡因的併用被非法交易，因為這個原因，在美國合法的市場上不再准許PPA與咖啡因合併使用；第二關注點是PPA可能升高血壓。

雖然文獻的意見並不一致，但顯示劑量超過75 mg會升高血壓。到了1992年，Morgan在美國臨床營養學雜誌的論文報告說，按照醫師指示用PPA升高的問題不大。

雞尾酒老藥新用國外行之有年

2000年11月，FDA宣佈禁止使用PPA，因可能增加出血性中風機會之慮。FDA認為出血性中風的風險雖然很低，但不以考慮處方或櫃台販賣的情況，來評定危險事件的風險性；FDA嚴重關切的是，中風的高危險性以及誰將身置危險之中無法預言，FDA宣佈PPA禁用的消息傳來台灣後，衛生署經開會討論之後，並無跟隨FDA做出禁止使用的命令。

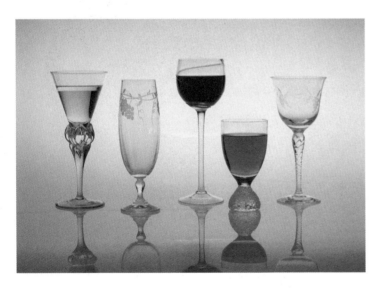

目前在台灣，PPA是唯一以「脂肪積蓄的肥胖症」作為適應症而被許可的藥物，而事實上，中樞食慾的抑制才是PPA在減肥上的功效。

關於麻黃素與其他產熱性藥物部分，促進新陳代謝，增加人體熱量消耗是減肥的途徑之一，1980年Dulloo曾在許多擬交感神經興奮劑中，研究其長期產熱作用，最後他選擇了麻黃素做進一步的減肥臨床研究。

1993年在國際肥胖學會的專題討論會上，Dulloo更綜合20餘位學者的研究，把麻黃素的產熱作用做詳細的闡釋，略等於治療劑量的麻黃素幾乎沒有直接的興奮作用，在長期的臨床使用上，人體對心跳及升壓的忍受性會很快出現，但是產熱效應則繼續不變。

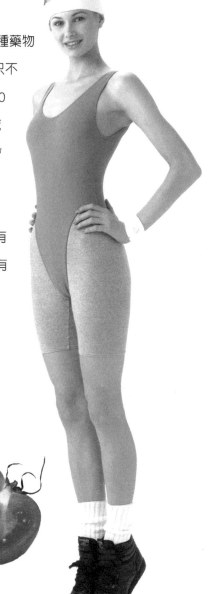

　　麻黃素另有促進蛋白質合成的效用，醫師在開立處方時都已具備各種藥物禁忌的知識。雞尾酒減肥療法本身並沒有出奇之處，處方內的用藥也只不過是老藥新用而已；更何況合併這些藥物作為減肥用途，在國外已有10年以上的歷史，各種用藥相關文獻均垂手可得。因此，在澄清雞尾酒減肥療法所引起的風波之餘，筆者想起1993年Derek在那次國際肥胖學會專題討論中的呼籲。複頌於此，與君共享：

　　「當我們仍停留在等待新藥的時候，也應該為眾多的現有肥胖人口有所表現；這些具有百年歷史，甚至千年歷史的老藥，我們明知其安全有效，並且經得起時間考驗，我們為什麼不把這些藥物派上用場！」

（劉華嚴醫師為中華民國肥胖研究學會副理事長、新竹天祿診所負責人）

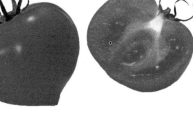

附錄2 *Memo* 雞尾酒減肥療法飲食

減肥飲食控制的基本原則為

「低卡路里、高蛋白質、高纖維質」的飲食，

您所吃的卡路里一定要比您的基礎代謝率低，

這樣才能消耗身體內多餘的脂肪。

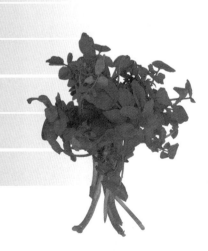

選擇食物的口訣

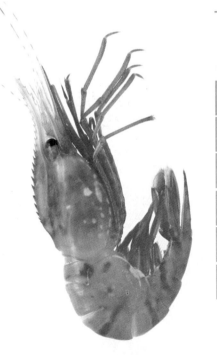

2隻腳比4隻腳好
沒有腳比2隻腳好
有血管比沒血管好
水中的比陸上好
植物比動物好
清蒸比炒的好

飲食控制的原則

1. 每日熱量請不要超過**1500**卡。醣類：蛋白質：脂肪的比例為**1：2：1**（正常為 **2：3：5**）。

2. 減肥不能餓肚子，每日以三正餐為主，均衡地攝取營養，均勻分配，且儘量不要吃點心，如有感到飢餓時，可食蔬菜降低飢餓感，且晚餐過後儘量不吃東西（晚上**8**點以後請勿進食）。

3. 善用烹調方法，如以蒸、煮、燉、涼拌，避免煎、炒、油炸。

4. 先喝湯，吃蔬菜再吃肉、白飯，且保持細嚼慢嚥，專心進食，每日白飯不要超過**2**碗。

5. 少吃零食、甜點、油炸、堅果類（花生、腰果、核桃、瓜子）等高熱量食品。

6. 多喝開水以加速沖掉體內的渣滓（每日超過**2000CC**以上）。

7. 避免含有咖啡因的飲料，因咖啡因會增加腎臟的負荷，無法將多餘的脂肪排出。

8. 避免喝酒，每克的酒精可產生**8**卡的熱量，是醣類與蛋白質的**2**倍，同時喝酒易造成肝臟的負擔，是減肥的禁忌。

9. 每餐記錄所吃的飲食，一方面自我警惕，一方也可知道自己吃了多少。

10. 遵守少油、少鹽、少醣的原則。

11. 飲食控制要有決心、有毅力、持之以恆，才能成功。

附錄3　簡易食物代換表

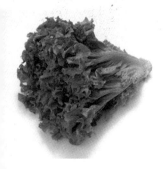

主食	1片土司	＝1個小餐包＝1塊蘿蔔糕＝1杯爆米花（不加奶油） ＝1/2碗稀飯、麵油、麵線、米粉、冬粉、麥片、玉米 ＝1/2燒餅＝1/2根油條＝3片蘇打餅乾＝3張厚餛飩皮 ＝4張餃子皮＝10粒無餡湯圓
	1/2碗飯	＝1/2個饅頭＝1/2包速食麵＝1/2碗蕃薯、紅豆、綠豆 ＝1碗稀飯、麵條、麵線、米粉、麥粉、冬粉、麥片、 ＝1個漢堡、大麥餅＝1個燒餅＝1根油條
奶類	1份奶類	＝1盒或1杯全脂奶＝2盒或2杯低脂奶 ＝1湯匙全脂奶粉＝2湯匙低脂奶粉＝3湯匙脫脂奶粉
肉類	1份肉類	＝1兩瘦肉（豬、牛、羊、雞、鴨、鵝）＝3片洋火腿 ＝1兩魚肉＝1個蛋＝2平湯匙肉鬆＝1/2隻棒棒雞腿 ＝5個脆魚丸（不包肉）＝5隻蝦仁（中）＝5個鵪鶉蛋
豆類	1份豆製品	＝1/2盒裝豆腐＝1/2碗毛豆＝1塊豆腐＝1塊黃豆腐干 ＝1杯不加糖豆漿（240CC）＝2塊5香豆干 ＝2塊三角油豆腐＝3個油豆腐包＝3/4素雞
蔬菜類	1份蔬菜	＝1/2碗煮熟蔬菜

水果類	1份水果	=1個中型橘子、柳丁、桃子、土芒果、土芭樂、紅柿、蘋果、水梨、水蜜桃、楊桃、加州李等。 =1片西瓜（300公克）=1/2杯柳橙汁=1/2根香蕉 =4個李子=1/3個文旦、哈密瓜=1/4個木瓜或大芒果 =2個蓮霧或棗子=6個枇杷=5粒山竹或荔枝 =8粒大葡萄=15粒櫻桃=12粒龍眼
油脂類	1份油脂	=1茶匙油（沙拉油、花生油、玉米油、豬油、麻油） =1茶匙沙拉醬、花生醬、乳酪或瑪其琳=1/2節香腸 =5粒腰果=10粒（大）或15粒（小）花生仁
酒類	每1酒精份量相當於2份油脂熱量（90卡） 1酒精份量	=360cc台灣啤酒=120cc葡萄酒=120cc香檳 =100cc紅露酒=100cc黃酒=100cc米酒 =100cc花雕酒 =100cc陳年紹興=60cc參茸酒 =45cc蒸餾酒=40cc威士忌=40cc白蘭地 =30cc高梁酒=30cc竹葉青酒 =30cc雙鹿五加皮酒=30cc大麴酒

附錄3 成人的理想體重範圍

身高（公分）	理想體重（公斤）	身高（公分）	理想體重（公斤）
145	41.5～51.0	166	54.5～66.5
146	42.0～51.5	167	55.0～67.5
147	43.0～52.0	168	56.0～68.5
148	43.5～53	169	56.5～69.0
149	44.0～53.5	170	57.0～70.0
150	44.5～54.5	171	58.0～71.0
151	45.0～55.0	172	58.5～71.5
152	46.0～56.0	173	59.0～72.5
153	46.5～57.0	174	60.0～73.5
154	47.0～57.5	175	60.5～74.0
155	47.5～58.5	176	61.5～75.0
156	48.0～59.0	177	62.0～76.0
157	49.0～59.5	178	62.5～76.5
158	49.5～60.5	179	63.5～77.5
159	50.0～61.0	180	64.0～78.5
160	50.5～62.0	181	65.0～79.5
161	51.5～62.5	182	65.5～80.0
162	52.0～63.5	183	66.0～81.0
163	53.0～64.5	184	67.0～82.0
164	53.5～65.0	185	68.0～83.0
165	54.0～66.0	186	68.5～84.0

資料來源：行政院衛生署

減肥放輕鬆系列-03
《黃金女郎的塑身故事》

作 者	劉伯恩
攝 影	wisely Chai・楊承業・嚴晴・ 紀國章・高大鈞・陳再興等
總 編 輯	楊逢元
主 編	楊建湘
美術編輯	鄭雅惠
發 行 所	晴易文坊媒體行銷有限公司
發 行 人	石育鐘
地 址	台北市復興南路一段44號10樓之3
電 話	02-2772-1525
傳 真	02-2772-1526
網 址	www.sunbook.com.tw
e - m a i l	peggy@sunbook.com.tw
製版印刷	永光彩色印刷股份有限公司
總 經 銷	紅螞蟻圖書有限公司
出版日期	2002年5月1日第 2 刷
定價230元	

版權所有，翻印必究
本書如有缺頁、破損、倒裝，請寄回更換
Printed in Taiwan

※本書作者劉伯恩版稅捐助恆春基督教醫院※

國立中央圖書館出版品預行編目資料

黃金女郎的塑身故事＝So Beauty ,So Easy
／作者劉伯恩－出版-台北市：
晴易文坊，2002（民91）面；20x21公分.
(減肥放輕鬆系列-003)

ISBN 957-30278-3-6 (平裝)

1.減肥　2.塑身

411.35　91005869